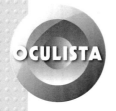

編集企画にあたって…

JN115586

　私が常任理事を務め　　　　　　　　　　　会（以下，本会）の社会保険担当は眼科保険診療の適正化に関する事業を担っている部署です．ここには，社会保険に精通した常任理事及び理事により部署を越えて構成された「チーム社会保険」（以下，チーム社保），全国の各ブロックから選出されたスペシャリストで構成された「社会保険委員会」が組織されています．そして本会が毎年開催する「全国審査委員連絡協議会」と「全国健保担当理事連絡会」には全国都道府県眼科医会の社会保険担当が参加し，眼科保険診療について議論します．

　2022 年度国家予算案において医療費は 12 兆 1903 億円であり，その 9％程度である約 1.1 兆円が眼科医療費と考えられます．この限られた予算のなかで私たちは適正な眼科医療を行う必要があり，保険医は目の前の患者に対し必要十分な医療を提供しなければなりません．私たち医師にはプロフェッショナル・オートノミー（職業的自律）が求められ，保険医は保険診療のルールを守る必要があります．

　保険請求においては「医科点数表の解釈」（青本）に書いていることが基本であり，そのなかで判断に迷う内容を本会から「日眼医見解」として運用の細部を補完します．日眼医見解を発出するためには，チーム社保と社会保険委員会で議論して作成した見解案を全国審査委員連絡協議会又は全国健保担当理事連絡会に上程し承認を得るという手続きを踏みます．発出された日眼医見解は本会ホームページの「社会保険 Q & A」にアップロードされます．このように議論を重ねてできた日眼医見解ですが，これはあくまでも青本を補完するために本会のなかで決定したガイドラインであることにご留意ください．

　本特集号はその日眼医見解と青本をもとに，チーム社保が総力を結集し具体例を交えながら理解しやすくなるよう編集企画，執筆をいたしました．日眼医見解に上がらない内容に関しては，その分野に詳しい本会常任理事が特別に参画し，眼科保険診療に関して網羅的に構成した本誌が完成しました．保険請求について知りたいがどこから手を付けて良いかわからない，自院が提出するレセプトの問題点を知りたい等，保険診療を難しく感じている先生方が，本誌を手に取って眼科保険診療を理解し少しでも身近に感じていただければ，執筆した私たちにとって無上の喜びです．

2022 年 8 月

柿田哲彦

KEY WORDS INDEX

WRITERS FILE

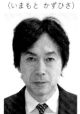

今本　量久
（いまもと　かずひさ）

1988年	大阪市立大学卒業 同大学眼科入局
1990年	和泉市立病院眼科
1992年	大阪市立大学眼科，助手
1994年	石切生喜病院眼科，部長
2005年	同病院，副院長
2006年	大阪府眼科医会，理事
2016年	公益社団法人日本眼科医会，理事
2018年	同，常任理事

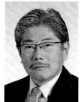

駒井　潔
（こまい　きよし）

1984年	兵庫医科大学卒業 同大学眼科入局
1989年	同，助手
1992年	駒井眼科院継承
2006年	滋賀県眼科医会，副会長
2012年	同，会長
2016年	公益社団法人日本眼科医会，理事
2020年	同，常任理事

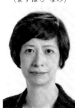

益原　奈美
（ますはら　なみ）

1987年	北里大学卒業 福島県立医科大学眼科学教室
1990年	横浜市立大学眼科学教室
1998年	茅ヶ崎市立病院眼科，医長
2000年	同，部長
2017年	神奈川県眼科医会，理事
2018年	公益社団法人日本眼科医会，理事
2020年	茅ヶ崎市立病院，診療部長兼眼科部長 公益社団法人日本眼科医会，常任理事

大薮由布子
（おおやぶ　ゆふこ）

1975年	熊本大学卒業 福岡大学病院眼科入局
1978年	熊本大学大学院医学研究科入学
1982年	修了 社団研英会林眼科病院
1995年	北浜眼科クリニック開業
2014〜21年	大分県眼科医会，会長
2016年	公益社団法人日本眼科医会，理事
2022年	同，監事

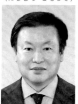

西村　知久
（にしむら　ともひさ）

1992年	佐賀医科大学（現，佐賀大学）卒業 同大学眼科，医員
1998年	佐賀医科大学大学院修了 佐賀医科大学眼科，助手
2001年	佐賀医科大学眼科，講師
2002年	佐賀県立病院好生館眼科，部長 佐賀大学眼科，臨床助教授
2003〜09年	佐賀県社保審査委員
2004年	佐賀県眼科医会，理事（社会保険担当）
2008年	美川眼科医院，副院長
2010〜18年	佐賀県国保審査委員
2013年	医療法人YT美川眼科医院，理事長
2017年	佐賀大学眼科，臨床教授
2019年	佐賀県眼科医会，副会長
2020年	公益社団法人日本眼科医会，理事
2022年	同，常任理事

盛　隆興
（もり　たかおき）

1982年	兵庫医科大学卒業 同大学眼科入局
1983年	鐘紡記念病院眼科
1988年	兵庫医科大学眼科，助手
1993年	盛眼科医院 兵庫医科大学眼科，非常勤講師
2014年	盛眼科医院，院長
2015年	徳島県眼科医会，会長
2018年	公益社団法人日本眼科医会，理事

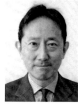

柿田　哲彦
（かきた　てつひこ）

1989年	筑波大学卒業 同大学附属病院眼科，医員
1994年	茨城西南医療センター病院眼科，科長
1998年	柿田眼科，院長
2008年	千葉県眼科医会，理事
2012年	同，副会長
2014年	公益社団法人日本眼科医会，理事
2018年	同，常任理事
2020年	千葉県眼科医会，会長

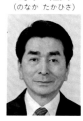

野中　隆久
（のなか　たかひさ）

1984年	東京医科大学卒業 同大学眼科学教室入局
1997年	医療法人民蘇堂あかしな野中眼科，院長
2010年	長野県眼科医会，会長 社団法人日本眼科医会，理事
2012年	公益社団法人日本眼科医会，常任理事
2018年	同，副会長

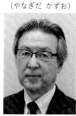

柳田　和夫
（やなぎだ　かずお）

1976年	金沢大学卒業 名古屋大学眼科入局
1984年	静岡済生会総合病院眼科，医長
1994年	やなぎだ眼科医院，院長
2014年	公益社団法人日本眼科医会，理事
2018年	同，常任理事
2019年	静岡県アイバンク，理事長

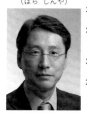

原　信哉
（はら　しんや）

1996年	弘前大学卒業 同大学眼科学教室入局
2000年	同大学大学院修了 青森県立中央病院眼科
2010年	五所川原市立西北中央病院（現，つがる総合病院）眼科
2014年	はら眼科開業 青森県眼科医会，理事
2020年	公益社団法人日本眼科医会，理事

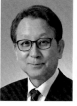

山本　修士
（やまもと　しゅうじ）

1986年	大阪医科大学卒業 大阪大学眼科入局
1992年	同大学大学院，博士課程修了 池田市立病院眼科
1993年	ハーバード大学眼科，研究員
1997年	大阪大学眼科，助手
2000年	同大学大学院医学系研究科，講師
2002年	大阪鉄道病院眼科，部長
2008年	医療法人社団仁眼科医院，理事長
2016年	兵庫県眼科医会，理事
2020年	公益社団法人日本眼科医会，理事

知っておきたい！眼科の保険診療

編集企画／柿田眼科院長　柿田哲彦

Monthly Book
OCULISTA

編集主幹／村上　晶　　高橋　浩　　堀　裕一

No.115 / 2022. 10 ◆目次

CONTENTS

「OCULISTA」とはイタリア語で眼科医を意味します．

日本美容外科学会会報
Vol.44 特別号

電子版は各学会のホームページへ。
冊子体のご購入は、お近くの書店、
または弊社HPまで!

美容医療診療指針（令和3年改訂版）

編集
厚生労働科学研究費補助金　地域医療基盤開発推進研究事業
美容医療における合併症実態調査と診療指針の作成及び医療安全の確保に向けた
システム構築への課題探索研究班【美容医療に関する調査研究班】
美容医療診療指針作成分科会

協力
一般社団法人 日本美容外科学会(JSAPS)／一般社団法人 日本形成外科学会／
一般社団法人 日本美容皮膚科学会／公益社団法人 日本皮膚科学会／
一般社団法人 日本美容外科学会(JSAS)

5学会が協力して作り上げた
「令和元年度美容医療診療指針」に改訂や
追加を行った令和3年改訂度が出来上がりました!

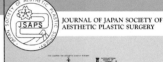

日本美容外科学会会報
2022　Vol.44　特別号

美容医療診療指針
（令和3年度改訂版）

JOURNAL OF JAPAN SOCIETY OF
AESTHETIC PLASTIC SURGERY

全日本病院出版会

CONTENTS

2022年9月発行　B5判　104頁
定価 4,400円（本体 4,000円＋税）
ISBN：978-4-86519-814-0

全日本病院出版会　〒113-0033 東京都文京区本郷 3-16-4　Tel：03-5689-5989
http://www.zenniti.com　Fax：03-5689-8030

MB OCULI. No. 115：1−8, 2022

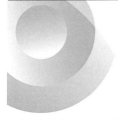

特集／知っておきたい！眼科の保険診療

保険診療の基本

野中隆久*

Key Words： 保険診療(insured medical treatment)，保険医(insurance doctor)，療養担当規則(medical treatment rules)，診療報酬請求(medical fee claim)，診療報酬請求審査(health insurance claims review)

Abstract：保険診療は，保険者と保険医療機関との間の「契約診療」である．契約である以上，そこには当然守らなくてはいけないルールがある．そのルールは，医師法，健康保険法のほか，「保険医療機関及び保険医療養担当規則」に定められている．ルールを逸脱した診療や診療報酬請求を行うと保険医停止や取り消しといったペナルティを科せられることもある．本稿では，保険医として保険診療を行ううえで当然守らなければならないルールに加え，保険医として知っておくべき，審査，返戻を含めた診療報酬請求の流れについて解説する．

保険診療とは

　保険診療とは，保険者と保険医療機関との間で交わされた公法上の契約に基づく「契約診療」である．患者が，保険医療機関の窓口で一部負担金を支払い，残りの費用には，保険者から審査支払機関を通じ，保険医療機関に支払われる．この仕組みは健康保険法等の医療保険各法(表1)に規定されており，それらの規定に同意した保険医療機関等が自由意思で契約することにより実施されている．

　保険医療機関の指定，保険医の登録は，それらの規定，保険診療のルールを熟知し，同意していることが前提となっている．そのルールの最も基本的な部分は，「保険医療機関及び保険医療養担当規則(以下，療担規則)[1]」で定められており，保険医は，熟読して十分に理解し，その内容に沿った診療をする必要がある．

表 1. 医療保険の種類と法令

①被用者保険
 • 健康保険法
 • 共済組合
 • 船員保険法
②国民健康保険
 • 国民健康保険法
③後期高齢者医療制度
 • 高齢者の医療の確保に関する法律
④公費負担医療
 • 生活保護法
 • 障害者総合支援法
 • 母子保健法
 • 感染症法
 • 精神保健福祉法　等

　保険診療として診療報酬が支払われるための条件を表2に示す．これら6つの条件がすべて満たされることにより，初めて保険請求をすることができる．

　保険診療の基本の第一は，療担規則の理解から始まる．

* Takahisa NONAKA，〒399-7102　安曇野市明科中川手 3746-9　医療法人民蘇堂 あかしな野中眼科，院長

表 2．保険診療として診療報酬が支払われる条件

①保険医が，
②保険医療機関において，
③健康保険法，医師法，医療法等の各種関係法令の規定を遵守し，
④『療担規則』の規定を遵守し，
⑤医学的に妥当適切な診療を行い，
⑥診療報酬点数表に定められたとおりに請求を行っている．

療担規則

健康保険法第 72 条では「保険医療機関において診療に従事する保険医は，厚生労働省令で定めるところにより，健康保険の診療に当たらなければならない」とされている．この厚生労働省令が療担規則である．

療担規則は，大きく 2 つの事項につき取りまとめられている．第 1 章は，保険医療機関の療養担当についての規定であり，第 2 章には，保険医が行うべき診療の一般的，具体的方針や診療録の記載方法等が規定されている．

以下に，療担規則のなかでも特に注意すべき事項を挙げる．

1．療養の給付の担当方針(第 2 条)

● 保険医療機関は，懇切丁寧に療養の給付を担当しなければならない．保険医療機関が担当する療養の給付は，患者の療養上妥当適切なものでなければならない．

2．経済上の利益の提供による誘引の禁止(第 2 条の 4 の 2)

● 保険医療機関は，患者に対して，一部負担金の額に応じて収益業務に係る物品の対価の額の値引きをする等，健康保険事業の健全な運営を損なうおそれのある経済上の利益の提供により，自己の保険医療機関において診療を受けるように誘引してはならない．

コンタクトレンズ処方に係る眼科診療費の一部負担金相当額を，関連するコンタクトレンズ販売店において値引きすることは，この条項に抵触する可能性があるので，注意が必要である．

3．診療録の記載及び整備，帳簿等の保存(第 8 条，第 9 条，第 22 条)

● 保険医は，患者の診療を行った場合には，遅滞なく，必要な事項を診療録に記載しなければならない．

● 保険医療機関は，これらの診療録に療養の給付の担当に関し必要な事項を記載し，これを他の診療録と区別して整備しなければならない．

● 保険医療機関は，療養の給付の担当に関する帳簿及び書類その他の記録をその完結の日から三年間保存しなければならない．ただし，患者の診療録にあっては，その完結の日から五年間とする．

診療録は，保険診療分と保険診療以外(自由診療等)を区別して整備する必要がある．また，その保存期間は「診療完結の日」から 5 年間であり，「診療日」から 5 年間ではないことに注意が必要である．すなわち，初診から 10 年にわたり継続して通院していた患者の診療録は，診療完結の日(最終通院日)から 5 年間は，初診からの診療録をすべて保存しておく必要がある．

4．特殊療法等の禁止(第 18 条)

● 保険医は，特殊な療法又は新しい療法等については，厚生労働大臣の定めるもののほか行ってはならない．

この場合の「厚生労働大臣が定めるもの」とは，医科点数表に記載された術式である．医科点数表の手術に関する通知のなかには，次の記載がある．

「第 1 節手術料に掲げられていない手術のうち，簡単な手術の手術料は算定できないが，特殊な手術(点数表にあっても，手技が従来の手術と著しく異なる場合等を含む)の手術料は，その都度当局に内議し，最も近似する手術として準用が通知された算定方法により算定する．例えば，従来一般的に開胸又は開腹により行われていた手術を内視鏡下において行った場合等はこれに該当する」

その疾患に対して，一般的には行われていない

治療法や新しい手術方法は、原則として保険診療はできない。保険請求するためには、その都度、当局（一般的には各厚生局）に事前に相談し、他の術式の準用が認められた場合に、初めて保険請求が可能となる。

5．健康保険事業の健全な運営の確保（第19条の2）

- 保険医は、診療に当たっては、健康保険事業の健全な運営を損なう行為を行うことのないよう努めなければならない。

6．研究的診療の禁止（第20条）

- 各種の検査は、研究の目的をもって行ってはならない。

学会発表や自らの研究のために、本来であれば必要性がとぼしい検査を行うことは療担規則違反である。

7．健康診断の禁止（第20条）

- 健康診断は、療養の給付の対象として行ってはならない。

8．濃厚（過剰）診療の禁止（第20条）

- 各種の検査は、診療上必要があると認められる場合に行う。
- 投薬は、必要があると認められる場合に行う。
- 手術は、必要があると認められる場合に行う。
- 処置は、必要の程度において行う。

長年診療を行っていると、診療方針・診療内容に、その医師の癖が出てくる。審査支払基金で傾向診療といわれるもので、同じような病名で同じような診療内容のレセプトが多数提出される。1枚だけみるとその内容に問題はないが、その医療機関全体をみると、あまりにも同一の病名が多く、一般的な発生頻度を逸脱して多いような場合である。

患者は1人1人異なった症状を訴えて受診してきており、その患者に必要な検査・治療は画一化されることはない。検査は、セット項目で検査するのではなく、1人1人の病状に応じて検査内容は変更すべきである。最初からあらゆる病気の可能性を考えて、スクリーニング的に多項目の検査を画一的に実施するのではなく、診療上の必要性を十分に考慮したうえで、段階を踏んで必要最小限に行わなければならない。

9．投薬は必要最小限に（第20条）

- 治療上一剤で足りる場合には一剤を投与し、必要があると認められる場合に二剤以上を投与する。
- 同一の投薬は、みだりに反覆せず、症状の経過に応じて投薬の内容を変更する等の考慮をしなければならない。
- 栄養、安静、運動、職場転換その他療養上の注意を行うことにより、治療の効果を挙げることができると認められる場合は、これらに関し指導を行い、みだりに投薬をしてはならない。
- 投薬量は、予見することができる必要期間に従ったものでなければならない。

同一目的の投薬は、まず1剤から始めるのが原則である。アレルギー点眼薬を初診から2剤併用処方しているレセプトが散見されるが、このようなものは査定の対象となりうるので、注意が必要である。また、その治療効果を判定することなく同一の薬剤を長期にわたり継続することは保険診療では認められない。

「予見することができる必要期間」がどのぐらいの期間を指すのかが問題となることがあるが、内服薬では一般的に3か月が限度とされることが多いので、点眼薬においても3か月分を1つの目安として、最大処方量を決定すると良い。

10．注射より経口投与を優先する（第20条）

- 注射は、経口投与によって胃腸障害を起すおそれがあるとき、経口投与をすることができないとき、又は経口投与によっては治療の効果を期待することができないとき等に行う。

11．後発医薬品の使用（第20条）

- 投薬を行うに当たっては、後発医薬品の使用を考慮するとともに、患者に後発医薬品を選択す

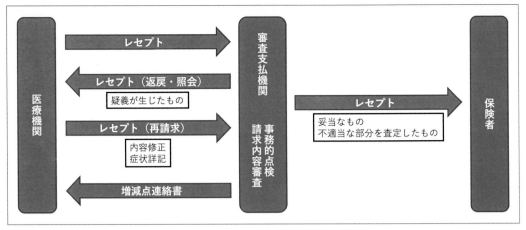

図 1. 一次審査の流れ

る機会を提供すること等患者が後発医薬品を選
択しやすくするための対応に努めなければなら
ない.
• 注射を行うに当たっては,後発医薬品の使用を
考慮するよう努めなければならない.

今の時代,後発品の使用は保険医の義務となっ
ている.

12. 適正な費用の請求の確保(第23条の2)

• 保険医は,その行った診療に関する情報の提供
等について,保険医療機関が行う療養の給付に
関する費用の請求が適正なものとなるよう努め
なければならない.

医師(特に勤務医)のなかには,診療報酬請求は
事務員の仕事で自分には関係がないと考えている
者も少なくないと思われる.しかし,正しい診療
報酬請求も保険医の仕事であると定められている.

診療報酬請求

医療機関が,1か月分の診療報酬をまとめて審
査支払機関(社会保険診療報酬支払基金と国民健
康保険団体連合会)に診療報酬明細書(レセプト)
として請求していることはどなたでもご存じであ
ろう.しかし,医療機関が審査支払機関に対して
レセプトを提出し,審査支払機関から診療報酬が
支払われてくるまでの間に,実際にはさまざまな
やり取りが行われている.

1. 一次審査

最初に医療機関から審査支払機関に提出されレ
セプトに対する審査を一次審査という.この際の
流れを図1に示す.

保険医療機関は,診療内容を記したカルテから
1か月分を集約したレセプトを作成し,原則とし
て診療翌月の10日までに審査支払機関に提出す
る.

審査支払機関において,受け付けたレセプト
は,まず,患者名,傷病名,保険者番号等の記載
事項や投薬,注射,手術等の請求点数に誤りがな
いかをコンピュータによる自動的な事務点検がな
され,同時に診療内容と傷病名が保険診療のルー
ルに適合しているかのチェックもコンピュータ上
で行われる.今後このコンピュータチェックは,
審査支払機関の業務効率化・高度化に向け,支払
基金では2022年度内に,事務員が目視により
チェックするレセプトは総量の10%以下,審査委
員では1%以下とすることを目標として計画を立
てている.たまに「AI審査」として,あたかもコン
ピュータが審査し,不適当なものは自動的に査定
されてしまうかのような話を聞くことがあるかも
しれないが,それは間違いであり,あくまでもコ
ンピュータが行うのは,査定される可能性のある
(算定に疑義のある)レセプトを選別するだけで,
最終的に査定するか否かの判断をするのは審査委
員である.ただ,今までは膨大な量のレセプトか
ら間違いを人間の目で見つけ出していたため,か
なりの見落としがあった可能性があるが,今後

表 3. 支払基金における審査返戻の考え方

> • 症状詳記を求める必要のあるもの
>   　一概に審査決定することが困難な事例で，診療内容から判断し，症状詳記を求める必要があるもの
> • 診療行為の大部分が査定になるもの
>   　明らかに傷病名が漏れている事例で，診療行為の大部分が査定となるもの
> • 査定することにより，出来高部分が発生するもの

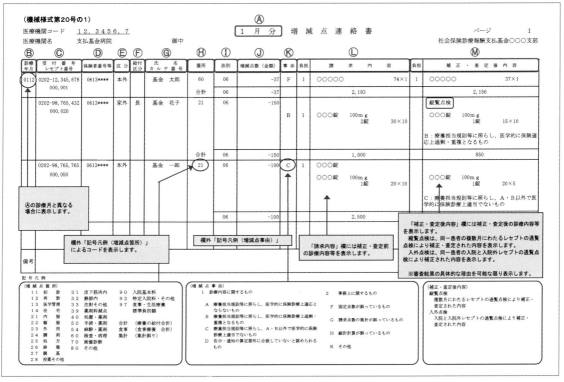

図 2. 増減点連絡書

(社会保険診療報酬支払基金ホームページより)

は，かなりの確率で間違いが見つけ出され，査定されるレセプトが増える可能性はあると思われる．

審査支払機関において，コンピュータチェック，事務員による目視のチェック，審査委員による目視のチェックにより，誤った請求は査定される．請求内容のうち医療機関に説明を求めないと適否の判断ができないようなレセプトや，記載事項等の事務的な不備のあるレセプトは，医療機関に対して照会・返戻される．

支払基金における審査返戻の考え方は表3のとおりである．返戻に該当するレセプトは一部のみで，原則は査定となる．すなわち，適応病名のない治療行為や投薬は，余程高額なものでもない限り返戻されず査定として処理をされてしまう．ま

た，その治療行為や投薬に際し症状詳記が必要とされているにもかかわらず記載がない場合も，返戻ではなく査定の対象となってしまうので，レセプトの提出前には病名と診療内容が合致しているか，必要な症状詳記がされているか，入念なチェックが必要である．

内容が妥当なレセプトと，不適当な部分を査定したレセプトが保険者に送られ，レセプト提出翌月(一般的には診療の翌々月)の後半に審査支払機関より医療機関の銀行口座に診療報酬が振り込まれる．照会・返戻となったレセプトは，月遅れで再提出することとなるため，振り込みが遅れる．最終的には振り込まれることにはなるが，(特に金額が大きいものは)返戻をされないように，少

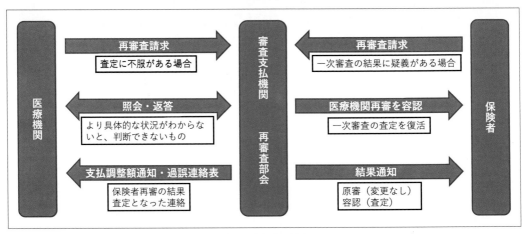

図 3. 再審査の流れ

しでも疑問を抱かれる可能性のある場合には，積極的に症状詳記をするようにしたい．

査定された事例は，「増減点連絡書」として，医療機関に通知される（図2）．Ⓜの欄に査定となった内容とその理由が記載されている．

2．再審査

一次審査の結果（査定）に納得のいかない場合には，再審査請求をすることができる（医療機関再審）．また，保険者においては，さらに1枚1枚の入念なチェックと，同じ被保険者（患者）の過去のレセプト，場合によっては他の医療機関から提出されたレセプトとも付け合わせることによりわずかでも疑問がある場合に再審査請求（保険者再審）が行われる．再審査の流れを図3に示す．

この再審査請求は，医療機関再審に比べて，保険者再審のほうが圧倒的に多い．

保険者再審が多いのは，審査支払機関において，事務員や審査委員が物理的にすべてのレセプトの隅々までに目を通すことは不可能なため，本来であれば査定すべき不適当な請求の見落としがそれなりにあることによる．しかし今後は，コンピュータチェックが精緻化されることによりかなり減少するものと思われる．

一方，医療機関再審は，審査委員により不適当と判断され査定されたレセプトに対するものであるため，必然的に件数は少なくなる．ただし，審査委員であっても，請求ルールの勘違いや，コメント等の見落としにより，誤って査定してしまうケースもありうる．

したがって，査定された事例に対し納得がいかない場合には，積極的に再審査請求をすべきである．査定点数が少額の場合，再審査請求をする手続きの手間を考えると，そのまま放置してしまいがちであるが，再審査請求をしないことは，その査定事例を認めることになる．その査定事例が保険者の知るところとなった場合，同様の事例に対し，過去に遡って保険者から再審査請求が出され，その結果，大量に査定される危険があるので，たとえ少額であっても，納得のできない場合には必ず再審査請求をするようにしたい．

支払基金に対する再審査請求の際の用紙を図4に示す．この「請求理由」欄に査定された行為の必要性を詳記するわけであるが，病名漏れや症状詳記がないために査定となったものに対する再審査請求は，いかなる理由を付けても認められることはないので，最初のレセプト提出前のチェックがとても大切である．

ちなみに，請求翌月に査定結果が通知されるものは一次審査での査定で，数か月後に査定の通知が来るものは，保険者からの再審査請求の結果で査定された事例である．保険者再審の場合，最近ではかなり前の請求までさかのぼって再審査請求が出されることが多くなった．審査支払機関と保険者との間で，6か月以上前のレセプトに関しては再審査請求の対象としないとの取り決めが一応あるようだが，法律上の時効は3年であるため，実際には6か月以上前のレセプトであっても再審査の対象となる．

再 審 査 等 請 求 書

令和　　年　　月　　日

社会保険診療報酬支払基金＿＿＿＿＿支部　御中

保険医療機関等の
所在地及び名称
開設者氏名
電話番号

下記理由により、診療報酬等明細書を（再審査／取下げ）願います。

1	点数表	1 医科　3 歯科　4 調剤　6 訪問			医療機関等コード		旧総合病院 診療科	

| 2 | 診療年月　　年　月 | 請求（調整）年月　　年　月 | 明細書区分 1単独 2併用 3老健 | 1=本人入院　2=本人外来　3=未就学者入院
4=未就学者外来　5=家族入院　6=家族外来
7=高齢者入院一般　8=高齢者外来一般
9=高齢者入院7割　0=高齢者外来7割 | 再審査等対象種別 | 1 一次審査 2 突合再審査 3 再審査 |

3	再審査等対象種別が「2 突合再審査」のとき、相手方薬局	薬局コード	（都道府県　　　　　）
		薬局の名称	

4	保険者番号	記号・番号

5	公費負担者番号 市町村番号	受給者番号

6	フリガナ		生年月日	写の有無
	患者氏名		2大正 3昭和 4平成 5令和　年　月　日	1　2 有・無

7	請求点数（金額）	点(円)			一部負担金	円
	食事・生活 請求金額	円	標準負担額	円	※取下げ理由	

8	No.	減点点数（金額）	減点事由及び箇所	減点内容
	①	点(円)		
	②			
	③			

請求理由

再審査の結果、下記のとおり決定します。

No.	結　果	原審理由	摘要
1	復活・原審		
2	復活・原審		
3	復活・原審		

※備考

※基金使用欄　　増減点

	請求理由	責任	論拠数	処理	診療科	再々審

注　「※取下げ理由」欄、「※備考」欄及び「※基金使用欄」については、基金で使用しますので、何も記入しないでください。

図 4. 再審査等請求書
（社会保険診療報酬支払基金ホームページより）

3. 希望返戻

前述のように，一旦査定されたレセプトに対して後から病名やコメントを追加することは認められないが，査定される前のレセプトであれば，医療機関からの申し出により返戻してもらい（希望返戻），病名やコメントを追加して再提出することができる．

継続して診療している患者に対して，過去のコスト算定の際の病名漏れ等を発見した場合には，直ちに希望返戻の手続きを取ることをお勧めする．診療翌月であれば，そのレセプトはまだ審査支払機関にあるので，査定される前の状態で返戻されてくる．また，1次審査で見落とされた（？）不適当な請求の場合，保険者からの再審査請求が出る前であれば，査定されることなくレセプトを医療機関に戻してもらうことができる．

この希望返戻の際の用紙も図4の用紙を用いる．その際は「取下げ依頼」とし，「請求理由」欄に「請求内容に不備があったため」等のコメントを記載する．

表 4. 保険医取消の基準

①故意に不正又は不当な診療を行ったもの.
②故意に不正又は不当な診療報酬の請求を行ったもの.
③重大な過失により，不正又は不当な診療をしばしば行ったもの.
④重大な過失により，不正又は不当な診療報酬の請求をしばしば行ったもの.

最後に

前述の療担規則に則った保険診療を行い，レセプトを作製し，診療報酬請求をするわけであるが，その診療報酬点数表，算定の方法，基本診察料・特掲診察料の施設基準に関する関係法令等はすべて厚生労働省のホームページ[2]に掲載されている.

ただし，このホームページから必要事項すべてを確認するのは至難の業であるため，保険医の必携の書としては，2年ごとの診療報酬改定に合わせて（株）社会保険研究所より発行される『医科点数表の解釈』（通称，青本）がある.医科点数表や施設基準等に関する通知，厚生労働省より発出された疑義解釈，Q & A 等がまとめられており，診療の際は手元に置いておき，請求方法に疑問を生じた際は，まずこの本で調べると良い.ネット上で医科点数表を確認できるサイトとしては，「しろぼんねっと」[3]や「e-診療報酬点数表 2022」[4]等がある.ただし，『青本』には，主だった疑義解釈の通知もそれぞれの関連した項目の場所に記載されているため，時間があるときにはなるべく『青本』を開いて見る癖をつけていただきたい.

それでもわからないことは，日本眼科医会のホームページの「社会保険 Q & A」[5]で解説されていないかを確認し，そこでも解決できない場合には，各都道府県眼科医会に問い合わせる.各地の厚生局に問い合わせることも可能ではあるが，審査会レベルでは認めていることが否定されると，厚生局の返答を優先せざるを得なくなり，藪蛇となることがあるため，まず都道府県眼科医会と相談し，必要に応じて眼科医会から厚生局に問合せ

していただくようにすべきである.

誤った保険診療，過剰な保険診療は，時と場合によっては指導監査の対象となり，最悪の場合は保険医の取り消しとなる可能性もある（表4）.

日頃より，診療に際しては，前述の療担規則や医師法，健康保険法等を念頭に，各々の患者の症状に合わせて，検査・治療を，患者への身体的負担，経済的負担の少ないものから必要に応じて行っていくようにしていきたい.

国民医療費には限りがあり，保険医1人1人が秩序ある診療と診療報酬請求を行わないと，将来，健康保険制度が破綻する危険もある.本当に必要な診療を行った結果としての対価を得ることは正当な行為であるが，必要性の乏しい検査や，必要のない治療を行うことは不正又は不当な診療の可能性がある.持続可能な健康保険制度のために，すべての眼科医が倫理観を持って秩序ある診療を心掛けていただきたい.

文　献

1) 保険医療機関及び保険医療養担当規則.
   https://www.mhlw.go.jp/web/t_doc?dataId=84035000&dataType=0&pageNo=1
2) 厚生労働省：令和4年度診療報酬改定について.
   https://www.mhlw.go.jp/stf/seisakunitsuite/bunya/0000188411_00037.html
3) しろぼんねっと.
   https://shirobon.net/medicalfee/latest/
4) e-診療報酬点数表 2022.
   https://recenavi.net/
5) 公益社団法人日本眼科医会：社会保険 Q & A.
   https://www.gankaikai.or.jp/members/tebiki/index.html

MB OCULI. No. 115 : 9−12, 2022

特集／知っておきたい！眼科の保険診療

病名─診療報酬請求時に 気をつけなければならないこと─

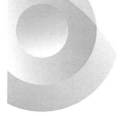

大薮由布子*

Key Words：病名(name of a disease)，カルテ病名(medical record disease name)，レセプト病名(receipt disease name)，標準病名(standard name of disease)

Abstract："病名"に関して保険診療上で必要なことは「カルテに記載された病名」と「提出されたレセプトに記載された病名」が必ず一致しなければならないということである．また，検査・処置・手術・投薬等を反映した病名であることが必要である．本稿では"病名"に関して保険のルール上必要とされることを述べ，きたるべきAI振り分け審査にうまく対応していくための解説をしていく．

病名の文字と記載の仕方について

カルテに記載される病名は横文字でもかまわないが，レセプトに記載される病名は必ず学問的に認められている日本語で記載されなければならない．例えばカルテの病名欄にはEKCと記載してもかまわないが，レセプトには略語ではなく流行性角結膜炎と日本語で記載しなければならない．病名には(財)医療情報システム開発センターで開発されたICD-10対応電子カルテ用標準病名マスター収載(第7章　眼及び付属器の疾患)の病名か，少なくとも日本眼科学会2018年第6版「眼科用語集」に掲載されている病名を使わなければならない．オンライン請求の場合には病名がコード化されているのでコード番号が変更されていないかのチェックを時々行いながらコード化された病名を使用する．

なお病名検索ツールには上述のものの他に以下のものがある．

- 診療報酬情報提供サービス「傷病名マスター検索」

- 病名さん
- 病名くん
- 効能効果の対応標準病名(JAPIC)

等である．

レセプトには1行に1病名を記載するのが原則である．第1病名欄には主病名(主訴に基づいた病名)を記載することが勧められる．主病名は眼科受診の原因となった主訴の症状とそのときに行われた処置や検査，投薬が反映されるものでなければならない．

例えば麦粒腫での受診時に一緒に屈折病名をつける場合にはレセプト病名欄の第2段以下に屈折病名を記載するようにする．眼科領域ではあまり関係がないことだが，種々の管理料や指導料を算定できるものが主病名である場合には，最初にその病名を記載する必要がある．

保険のルール上，主病は1つに限定され，主病名を持つ病人1人に対しての主治医は1人でなければならない．よって他の医療機関で管理料を算定されていればその病人に対しての管理料は眼科からは請求不可であるので気をつけなくてはならない．

また病名は重複しないように，かつ単純明快な

* Yufuko OYABU, 〒874-0920　別府市北浜1-13-11 北浜眼科クリニック，院長

ほうが良い．標準病名より詳しい病名をレセプトに記載する必要もない．

病名のつけ方

請求点数(コスト)に見合う病名をつけることと処方薬剤に適応がある病名をつけることが保険上の基本ルールである．紙レセプトも電子化レセプトも審査委員の審査後に保険者に回される．

回ってきたレセプトを保険者はコンピュータでチェックし，検査・処置・処方薬剤等が病名と適合しているかどうかを審査し，疑問を持ったレセプトは"保険者再審"という形で審査委員に戻される．

審査委員は自分たちの審査が正しいという"原審通り"であるか，保険者の申し立てが正しいという"査定"であるかを決定しなくてはならない．

保険者は医師ではなくコンピュータ上でチェックするので，医師である審査委員とは見解が異なることがある．例えば睫毛乱生症の病名で睫毛による角膜障害を生じ，ヒアルロン酸ナトリウム点眼薬を処方した場合，コンピュータでチェックする保険者はそこまで想像して理解してはくれない．この場合にはヒアルロン酸ナトリウム点眼薬の適応となる表在性角膜炎等が病名として必要になるので注意していただきたい．

また抗アレルギー点眼薬の適応疾患は「巨大乳頭結膜炎」ではなく「アレルギー性結膜炎」なので注意する．

このような点に留意して，保険者再審にならないために使用薬剤や行った検査や処置を反映する的確な病名のつけ方が重要になってくる．角膜疾患やアレルギー疾患時に抗菌点眼薬を一緒に処方した際には抗菌点眼薬に適応のある病名がないと査定されることがある．

病名をつけるタイミングとしては，新患を診察したとき・新しく検査をしたとき・新たに薬剤を処方したとき・手術をしたとき等である．それぞれ検査や薬剤，手術の適応になっている病名をつけなければならない．また病名は必ず左右どちら

の眼かをはっきり書く必要がある．

例えば屈折異常の場合には，右)遠視性乱視・左)混合乱視と左右各眼の屈折状態を記す必要がある．同様に手術・処置においても左右を明確にする必要がある．

また，「白内障」だけの病名よりも「加齢性白内障」，「核性白内障」，「後のう下白内障」等と記すほうが，より良いと思われる．

緑内障の場合も同様に「緑内障」だけではなく「開放隅角緑内障」，「原発閉塞隅角緑内障」，「正常眼圧緑内障」等と記したほうが良い．

検査に対してもその検査に適応がある病名が必要となる．例えば「視神経乳頭陥凹拡大」という病名のみで OCT 検査をした場合，コンピュータチェックでは適応とみなされない場合があるので「緑内障の疑い」をつけたほうがより良い．

強度近視眼に光学的眼軸長測定を行った場合には「後部ぶどう腫」「強度近視」等の病名が必要であり，手術前後以外の角膜内皮細胞検査を行った場合には「水疱性角膜症」，「円錐角膜」等の病名が必要である．

また中心フリッカー検査を行った場合には「視神経症」，「視神経炎」等の視神経疾患の適応病名を必ず入れる．

また D012-44 単純ヘルペスウイルス抗原定性(角膜・210 点)は角膜限定の検査であり，眼瞼ヘルペスだけの病名での検査では査定の対象となる．

また病名に対しての検査が少なすぎる場合にも審査で疑義を持たれる場合があるので病名に対して必要な検査は怠らずに行うことが必要である．

処方薬に対しても，その薬剤に適応のある病名をつけなければならない．抗 VEGF 薬の硝子体内注射を施行した場合には「(中心窩脈絡膜新生血管を伴う)加齢黄斑変性」，「(網膜静脈閉塞症による)黄斑浮腫」，「近視性脈絡膜新生血管」，「糖尿病黄斑浮腫」等それぞれの薬剤に適応のある病名が必要である．

注意すべきはステロイド薬内服中に胃潰瘍予防のための胃薬や骨粗鬆症予防のための薬剤を併用

する場合にはそれぞれ「胃潰瘍」,「骨粗鬆症」の病名が必要である.

また規定期間以上の長期の抗ウイルス薬内服処方の場合には症状詳記が必要である.

抗アレルギー薬内服も眼科領域の「アレルギー性結膜炎」だけではほとんどが認められないので他科の症状,例えば耳鼻科的症状の有無等も聞き取ってから処方するようにして査定されないように気をつける必要がある.

単純ヘルペス性角膜炎の適応であるアシクロビル眼軟膏は眼瞼ヘルペスに使用する場合があるが,コンピュータチェックでは適応とはみなされないので注意して病名をつける必要がある.

また複数の科にかかっている場合にも注意が必要である.例えば胃潰瘍の病名で内科にかかっており,特定疾患療養管理料が算定されている場合の眼科処置後のNSAIDsは禁忌薬として再審査で査定されることもある.

病名と症状

白内障手術や硝子体手術の術後に,白内障手術術後や硝子体手術術後等と記載するのは病名ではなく状態の記載である.よって白内障手術術後には白内障病名を治癒にしてICD-10のZ961に病名として掲載されている眼内レンズ挿入眼を使用する.また病名を記載する際には,両眼か左右どちらの眼かを明確にしなければならない.例えば左眼のみの白内障手術術後においては,左)眼内レンズ挿入眼,右)白内障と記載する.

手術において他院で施行された手術の場合には術後創傷処置算定に必要となるので,手術日を明確に記載しておいたほうが良い.

病名の整理

レセプトの病名の転帰欄はこまめなチェックが必要である.急性疾患で治癒した場合の病名は速やかに「治癒」や「中止」とする.病名数が多くなるとそれだけで慎重審査の対象となることがあるので注意が必要であり,病名の重複にも留意する必要がある.

結膜異物は異物除去した時点で「治癒」にしても良い.レセプト提出時には診療実日数が1日であっても「治癒」としておくほうが望ましい.当月に「治癒」にしていた疾患で,翌月になって同じ疾患で引き続き治療した場合には「治癒」はなかったことにして再診として初診日は元の日に戻す.

急性結膜炎やアレルギー性結膜炎等で2,3回の通院で来院しなくなり,2か月後にまた同様の症状で来院ということを繰り返す場合にはなかなか病名を消すことができなくなる.そういうことを繰り返していると古い初診日のまま病名が残ってしまうことになる.その場合には加療で症状が改善した日や点眼を中止した日を聞き取り,その日をもって治癒とし今回の来院日を初診にする.

高眼圧症の病名で経過観察をしていたがOCT検査で緑内障への移行がみられた場合には高眼圧症を中止にして緑内障に病名を変更する.

急性結膜炎でみていたがヘルペス性結膜炎と判明した場合にも急性結膜炎を中止して病名を変える等,同種類の病名の重複を避ける必要がある.

また「疑い病名」での検査は認められるが,処置や投薬は認められないので留意する.「疑い病名」が多いと"保険病名"(レセプト病名ともいうが,過剰な検査等を正当化するために無理やりつける病名のことである)と解されることがあり,査定や返戻の対象となるので注意が必要である.「疑い病名」は3か月〜数か月で中止することが望ましい.

病名もれに注意

病名もれは保険請求上,最も注意を要する.適応する病名がついていないために検査・処置・手術・薬剤等が査定されてしまい,一旦査定された後に病名を追加して再審査請求を申し出ても認められない.

例えば白内障病名がない場合の白内障手術はすべて査定されてしまうので大変なことになる.他の手術や処置に関しても同様であるので十分気を

つけていただきたい.

院外処方の薬剤においても電子請求による縦覧や突合によって病名に適応がない薬剤は査定されるので注意していただきたい.

無診察投薬に注意

無診察投薬の意味は漢字そのまま，診察なしに薬剤を処方することである．無診投薬は原則的にあってはならないことである．初診時や長期にわたる診察なしの投薬は個別指導時に問題視されるので気をつけていただきたい．寝たきりの高齢者等で受診ができない場合にはその旨の注記をつけたほうが良い.

MB OCULI. No. 115 : 13－20, 2022

特集／知っておきたい！眼科の保険診療

眼科検査，診療報酬請求の勘どころ

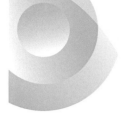

盛　隆興*

Key Words： 眼科検査(ophthalmic examination)， 医療保険制度(healthcare insurance system)， 診療報酬明細書(medical receipt statement)， 保険請求(healthcare insurance claim)， 査定(assessment)

Abstract：眼科検査の診療報酬請求に関する算定用件，適用病名等の疑問について医科点数表の解釈(いわゆる青本)掲載項目に従い解説した．レセプトには審査員，保険者双方が眼科検査請求に納得する傷病名を記載することが重要である．1か月に通常より多い検査回数を施行する場合は，レセプトにその必要性の詳記を要する．本稿を熟読いただき，返戻や査定のない眼科検査診療報酬請求をしていただければ幸いである．

はじめに

　眼科において，正確な診断や正しい治療を行うためにさまざまな器機を用いた検査は必須である．療養担当規則に「各種の検査は，診療上必要があると認められる場合に行う」と定められており，健康診断を目的とした検査や研究目的等に施行された検査は保険請求できない．また「検査は診療上の必要性を十分考慮した上で，段階を踏んで必要最小限に行う」とも記されており，医師の診察前に多数の検査をルーチンに施行したり，両眼一度にできる検査を理由なく別日に施行することは慎まなければならない．なお本稿では，主に眼科クリニック外来における眼科検査について記載する．

　眼科の初診時基本的検査として，屈折検査・矯正視力検査2・角膜曲率半径計測・細隙灯顕微鏡検査(前眼部)・精密眼底検査・精密眼圧検査が一般的で，さらに所見や症状により必要に応じて細隙灯顕微鏡検査(前眼部及び後眼部)・生体染色再検査・調節検査・視野検査・眼底三次元画像解析

等が追加検査される．再診時は初診時と異なり，疾患により請求が認められる検査に制限があり，症状や治療に関連した必要最低限の検査に留意が必要である．

各検査について

● D255 精密眼底検査(片側) 56 点

　精密眼底検査は初診時に基本的な検査として診断に不可欠な検査であるが，前眼部疾患のみの患者や乳幼児に至るまで全例に画一的に請求することは過剰である．初診時は前眼部病変のみでも請求が認められ，器質的異常を伴わない軽〜中等度の屈折異常の場合でも再診時に月1回は算定を認められる場合が多い．眼内手術の術後の精密眼底検査は症状や術式により異なり，網膜・硝子体疾患の場合は毎回経過観察が必要であるが，経過順調な白内障手術後に毎回の眼底検査は不要である．片眼の眼底疾患や眼球打撲の場合，患眼の精密眼底検査の請求は可能であるが，2回目以降の両眼の精密眼底検査の請求は保険者からの再審査請求により，片眼に査定される場合がある．レセプトの請求コードには精密眼底検査(両)×1と精密眼底検査(片)×2の両方があり，点数的には同

* Takaoki MORI, 〒770-0831 徳島市寺島本町西2-12 盛眼科医院, 院長

じであるが，眼底病名が片眼の場合に精密眼底検査(両)を請求していると保険者が査定を要求し，両眼とも査定されてしまう場合がある．同じレセプトの同一日に D239-3 神経学的検査の請求があると，精密眼底検査及び平衡機能検査は一連となるため眼底病名があっても請求できない．

● D255-2 汎網膜硝子体検査(片側) 150点

汎網膜硝子体検査は，増殖性網膜症，網膜硝子体界面症候群，加齢黄斑変性，網膜静脈閉塞症に伴う黄斑浮腫，増殖性糖尿病性網膜症，網膜裂孔，硝子体混濁を伴うぶどう膜炎患者に，散瞳剤を使用し，細隙灯顕微鏡及び特殊レンズを用いて網膜，網膜硝子体界面及び硝子体の検査を行った場合，月1回に限り左右別々に算定できる．網膜硝子体界面症候群には，網膜前膜，硝子体黄斑牽引症候群，黄斑円孔等が含まれ，特殊レンズとはスリットランプ用前置レンズやスリットランプ用コンタクトレンズが該当し，通常の 14 D，20 D 等の倒像鏡用レンズによる検査では請求できない．汎網膜硝子体検査には細隙灯顕微鏡検査(前眼部)及び細隙灯顕微鏡検査(前眼部及び後眼部)と精密眼底検査(片)が含まれるので，同一日に精密眼底検査と汎網膜硝子体検査の併算定はできないが，片眼のみの検査の場合は，左右別をレセプトに明記し，精密眼底検査や細隙灯顕微鏡検査を算定することも可能である．

● D256 眼底カメラ撮影 56点

眼底カメラ撮影には次の3つがある．①通常の方法の場合 イ アナログ撮影 54点，ロ デジタル撮影 58点，②蛍光眼底法の場合，③自発蛍光撮影法．さらに広角眼底撮影加算は，3歳未満の乳幼児であって，未熟児網膜症，網膜芽細胞腫又は網膜変性疾患が疑われる患者に対して広角眼底撮影を行った場合，100点を所定点数に加算できる．通常方法と蛍光眼底撮影や自発蛍光撮影を同一日に施行しても併算定はできないため，併施の場合はいずれか1つを請求する．蛍光眼底撮影では，フルオレセインや点滴用剤は請求できるが，点滴・注射手技料は請求できない．ICG を用いた眼底血管造影は②の蛍光眼底法で請求し，同月で別日に FAG と ICG による造影を行った場合は，詳記のうえ，併算定できるが，同日に行った場合は手技料1回分と薬剤料になる．自発蛍光撮影法の適応疾患は網膜色素変性，加齢黄斑変性，黄斑ジストロフィー，嚢胞様黄斑浮腫，中心性漿液性網脈絡膜症，急性帯状潜在性網膜外層症(AZOOR)，網膜色素上皮症等，色素上皮に異常をきたす疾患が対象である．病変が撮影されていない疑い病名や飛蚊症，眼球打撲のみの病名では原則として眼底カメラの算定はできないが，特例として，回旋斜視の診断に必要があれば，眼底病名がなくても通常の眼底カメラ撮影を算定可能である．

● D256-2 眼底三次元画像解析(OCT) 200点

眼底三次元画像解析は月1回に限り算定するという縛りがあるため，抗 VEGF 硝子体内注射の前後に2回撮影しても1回しか算定できない．眼底カメラ撮影の通常の方法の場合に係る費用は，眼底三次元画像解析の所定点数に含まれるため併算定はできないが，蛍光眼底撮影や自発蛍光撮影法と眼底三次元画像解析の併算定は認められる．弱視，心因性視力障害，閃輝暗点等の眼底に器質的疾患のない場合は算定できない．プラケニル®錠(一般名 ヒドロキシクロロキン硫酸塩)投与前の検査として施行する場合は，視野検査も含めて注記が必要である．

● D256-3 光干渉断層血管撮影 400点

光干渉断層血管撮影も月1回の算定のみ認められるが，区分番号 D256 に掲げる眼底カメラ撮影に係る費用は所定点数に含まれるものとすると明記されているため，通常の眼底カメラ撮影のみならず蛍光眼底撮影，自発蛍光撮影を併施した場合も算定できない．しかし，それらの検査が別日であれば同月であっても算定可能である．光干渉断層血管撮影と，眼底三次元画像解析や前眼部三次元画像解析の同月内の算定，同日の併施・併算定は可能である．検査対象疾患として，糖尿病網膜症，網膜静脈閉塞症，黄斑変性等の脈絡膜血管や網膜血管に異常をきたす疾患，緑内障等の視神経

乳頭及びその近傍血管に異常をきたす疾患等があるが，連月の算定は必要な理由を詳記することが望ましい．

特殊な例として，短期滞在手術等基本料3を算定した患者が同月に外来受診した場合，眼底三次元画像解析や光干渉断層血管撮影，角膜形状解析検査は算定できない（詳細は本誌，今本先生の稿「入院における保険請求の仕組みと注意点」をご覧いただきたい）．

● D257 細隙灯顕微鏡検査（前眼部・後眼部）112点とD273 細隙灯顕微鏡検査（前眼部）48点

細隙灯顕微鏡検査（前眼部）は眼科において最も基本的な検査で，再診時に適用疾患があれば毎回請求が可能である．同一診療機会で細隙灯顕微鏡検査（前眼部）と細隙灯顕微鏡検査（前眼部及び後眼部）を併算定することはできない．細隙灯顕微鏡検査（前眼部及び後眼部）は，散瞳剤を使用し前眼部，中間透光体及び網膜に対して細隙灯顕微鏡検査を行った場合に算定できる．使用した散瞳剤の点数も請求可能である．細隙灯顕微鏡検査（前眼部及び後眼部）は，散瞳下に水晶体から後方を詳細に検索した場合に請求できる検査であるので，水晶体・網脈絡膜・硝子体・視神経疾患等で散瞳下に眼底を観察する必要のある病名（疑いを含む）が必要である．細隙灯顕微鏡検査で生体染色検査の必要性が認められた場合，生体染色再検査で請求する．生体染色検査は再検査であるため，生体染色検査単独で請求されることはない．生体染色を複数の染色液で施行しても，散瞳前後に2回施行しても1回のみの請求である．アプラネーション眼圧計で眼圧を測定するためにフローレス紙を使用しても生体染色再検査の請求はできない．

● D258 網膜電位図（ERG）230点

前眼部及び中間透光体の混濁により眼底の透見が不能の場合又は眼底疾患の場合に算定できる．網膜色素変性症の臨床調査個人票新規申請時には結果の添付が必要である．

● D258-2 網膜機能精密電気生理検査（多局所網膜電位図）500点

網膜機能精密電気生理検査は，①前眼部又は中間透光体に混濁があって，眼底検査が不能な黄斑疾患が疑われる患者に対して診断を目的として行う場合（初回診断時1回，以降3か月に1回に限る），②黄斑ジストロフィーの診断を目的とした場合（初回診断時1回，以降3か月に1回に限る），③網膜手術（黄斑円孔，網膜前膜，増殖硝子体網膜症手術等）の前後（それぞれ1回ずつに限る）に算定が認められている．

● D258-3 黄斑局所網膜電図，全視野精密網膜電図 800点

黄斑局所網膜電図，全視野精密網膜電図は，別に厚生労働大臣が定める施設基準に適合しているものとして地方厚生局長等に届け出た保険医療機関において行われる場合に限り算定すると規定されており，適用疾患や1年間に施行できる回数に厳格な制限がある．

● D259 精密視野検査（片側）38点

精密視野検査は，FDTスクリーナー，平面視野計，アムスラーチャート，M-Chartsを用いて測定した場合に算定できるが，薬事法に基づく医療機器としての承認番号のない製薬会社等から提供されたチャートでは請求できない．複数の検査を同一日に施行しても1回のみの請求になる．身体障害者認定におけるエスターマン視野検査は両眼同時に行うので，精密視野検査（両側 76点）で請求する．身体障害者認定における視野検査は2 静的量的視野検査×2と精密視野検査（両側）×1の同時請求が可能であるが，レセプトに身体障害者等級認定のため等の注記が必要である．

● D260 量的視野検査（片側）1 動的量的視野検査 195点，2 静的量的視野検査 290点

医学的に必要があって動的量的と静的量的視野検査を同一日に行った場合は両方請求可能であるが，レセプトに詳記を要する．両眼開放のヘッドマウント型視野計や，マイクロペリメーターで測定した場合も静的量的視野検査が請求できる．

- D261 屈折検査 69点, D262 調節検査 70点, D263 矯正視力検査 69点(小児矯正視力検査加算 35点)

　屈折検査と矯正視力検査の併算定ができるのは，屈折異常や変化があるとして初めて検査を行った場合(初診時や眼内手術後)，眼鏡処方箋を交付した場合と，後述の一定の条件下で弱視又は不同視疑い例に限る．6歳未満の弱視又は不同視確定例では，3か月に一度，再診時に矯正視力を施行した場合，屈折検査＋小児矯正視力検査加算を請求できる．間違えて矯正視力検査と小児矯正視力検査加算を請求するレセプトがあるため注意を要する．初診時や眼鏡処方時(矯正視力検査1)は小児矯正視力検査加算の算定はできない．弱視又は不同視疑い例には小児矯正視力検査加算35点は請求できないが，再診時に3か月に1度，屈折検査と矯正視力検査の併算定が可能である．しかし疑い病名で数か月漫然と請求するのは不適切と考えられる．連続近点計測検査，読書負荷前後の調節近点の検査等，負荷を与えて検査した場合は負荷調節検査35点が算定できる．

- D263-2 コントラスト感度検査 207点

　コントラスト感度検査は，「水晶体混濁があるにも関わらず矯正視力が良好な白内障患者であって，水晶体再建術の手術適応の判断に必要な場合に，当該手術の前後においてそれぞれ1回に限り算定する」と規定されている．術前に検査のない術後1回のみの算定では，術前の矯正視力が不明な場合は算定が認められない．あらかじめ，両眼手術が予定されている場合は手術眼ごとの手術前後の算定は不可であるが，相当期間が経過しており，症状や病態変化があり医学的に必要な場合は手術眼ごとの算定が可能な場合もあると考えられる．

- D264 精密眼圧検査 82点

　精密眼圧検査は初診時の基本検査として請求できるが，再診時は眼圧上昇をきたす恐れのある病名やステロイド使用時，術後以外は一定年齢以上で1回/月までの算定になる．

ノンコンタクトトノメーターやアプラネーショントノメーター以外にアイケア・トノペンによる測定も算定可能である．

　高浸透圧剤の注射・点滴，暗室試験・うつむき試験・水分負荷(施行したことをレセプトに記載が必要)等により測定を行った場合は，負荷測定加算として55点を1回のみ(複数回測定しても1回)加算することができる．ただし調節緊張症等で散瞳する場合は負荷測定加算は認められない．院外処方や他科でステロイド投与中の場合に眼圧測定するときは，注記が必要である．アプラネーショントノメーターで測定する場合，フローレス®眼検査用試験紙やオキシブプロカイン点眼薬を使用し合計が2点以上になれば，これらも請求可能である．

- D265 角膜曲率半径計測 84点, D265-2 角膜形状解析検査 105点

　角膜曲率半径計測は初診時の屈折検査の補助検査である．再診時に算定できるのは，原則として眼鏡処方時や角膜曲率に影響がある手術の術前後(眼内レンズの度数決定を含む)に限られる．角膜曲率半径に影響がある手術とは白内障手術，観血的緑内障手術，角膜移植術，翼状片手術等がある．角膜形状解析検査の適用疾患は初期円錐角膜等の角膜変形疾患，角膜移植術後，2D以上の高度角膜乱視患者の白内障手術前後各1回に限られ，同一月内に行った角膜曲率半径計測との併算定はできない．角膜移植術後の患者については2か月に1回を限度とし，2回目以降は前回の算定日をレセプトに記載すると定められている．

- D266 光覚検査 42点

　光覚検査はアダプトメーター等による検査を行った場合に算定できる．

- D267 色覚検査 1アノマロスコープ又は色相配列検査を行った場合 70点, 2 1以外の場合 48点

　1以外とはランタンテスト，標準色覚検査表(SPP)，大熊式定量色覚検査表，東京医大式，HRR表等を含む定量的色覚検査を行った場合に算定で

きるが，石原式色覚検査表による色覚検査点数は基本診察料に含まれ請求できない．必要があってアノマロスコープと色相配列検査を施行した場合はレセプトに詳記のうえ，色覚検査1を複数回算定できる．さらに定量的色覚検査も併施した場合は，検査名をレセプトに明記し，色覚検査2の併算定も可能である．

• D268 眼筋機能精密検査及び輻輳検査 48点

眼筋機能精密検査及び輻輳検査の算定は，マドックス複像検査，Hess赤緑試験，赤ガラス法，正切スカラ法や輻輳近点検査等の機器を使った従来の算定項目に，視診での眼球運動検査（遮閉-遮閉除去試験，9方向眼位検査，固視検査，Bielschowsky頭部傾斜試験及びParksの3ステップテスト）等である．これらの検査を複数行っても1回のみの請求になる．

• D269 眼球突出度検査 38点

眼球突出度検査はHertel眼球突出計等を用いた場合に算定するが，眼球陥凹でも算定可能である．

• D269-2 光学的眼軸長測定 150点

光学的眼軸長測定は主に白内障術前検査として行うが，あらかじめ，両眼手術が予定されている場合は手術眼ごとの算定はできない．その他に算定できるのは医学的に必要があれば，強度近視，近視性黄斑変性症，後部ぶどう腫等で可能である．最近，学童の近視進行予防が話題となっているが，眼軸長の経過観察のために光学的眼軸長測定やD215超音波検査1Aモード法を算定することは認められていない．白内障術前検査で光学的眼軸長測定の結果が一定しない場合等に，超音波検査1Aモード法と併算定は可能であるが，必要性の詳記を要する．

• D270-2 ロービジョン検査判断料 250点

ロービジョン検査判断料は，眼科を標榜している保険医療機関で，厚生労働省主催の視覚障害者用補装具適合判定医師研修会を修了した眼科を担当する常勤の医師が1名以上配置されている場合に1月に1回算定が可能で，地方厚生局に施設基

準の届出が必要である．令和4年度4月より，「週3日以上常態として勤務しており，かつ，所定労働時間が週22時間以上の勤務を行っている非常勤医師（視覚障害者用補装具適合判定医師研修会を修了した医師に限る）を2名以上組み合わせることにより，常勤医師の勤務時間帯と同じ時間帯にこれらの非常勤医師が配置されている場合は，当該基準を満たしていることとみなすことができる」と改定があった．対象は，身体障害者福祉法別表に定める障害程度の視覚障害を有するもの（ただし身体障害者手帳の所持の有無を問わない）に対し，眼科学的検査（D282-3コンタクトレンズ検査料を除く）を行い，その結果を踏まえ患者の保有視機能を評価し，それに応じた適切な視覚的補助具（補装具を含む）の選定と，生活訓練・職業訓練を行っている施設等との連携を含め，療養上の指導管理を行った場合に算定でき，難病外来指導管理料と同時請求も要件を満たしていれば可能である．眼科学的検査を前もって施行しておき，視覚補助具の選定や療養上の指導管理のみを行うこともあるので，同月に眼科学的検査の施行がなくてもロービジョン検査判断料を算定可能である．

• D271 角膜知覚計検査 38点

角膜知覚計検査は角膜ヘルペス等の角膜疾患が適応になる．

• D272 両眼視機能精密検査，立体視検査，網膜対応検査 48点

両眼視機能精密検査はWorth4灯法・赤フィルター法等で，立体視検査は三杯法又はステレオテスト法で，網膜対応検査は残像法又はバゴリーニ線条試験法で請求可能であるが，それぞれの検査を複数行っても1回のみの請求になる．シノプトフォアを用いてそれぞれ検査を行うと3つとも同時に請求できる．小児の屈折と眼位検査に用いるスポットビジョンスクリーナーによる検査では，屈折検査のみの算定で両眼視機能検査の算定は認められない．

• D274 前房隅角検査 38点

前房隅角検査はvan Herick法による前房深度

の測定では請求できない．ゴニオスコープ GS-1 は，マルチミラープリズムを角膜に接触させ隅角を観察検査しており，前房隅角検査を算定できる．

• D274-2 前眼部三次元画像解析 265 点

前眼部三次元画像解析は「急性緑内障発作を疑う狭隅角眼又は角膜移植術後又は外傷後毛様体剥離の患者に対して月 1 回に限り算定する」とされ，角膜形状解析検査及び前房隅角検査と併算定はできない．角膜移植術後には術後 3 か月まで 1 か月ごとに 1 回，その後の 6 か月までに 1 回程度の算定が限度と考えられる．

• D275 圧迫隅角検査 76 点

圧迫隅角検査は閉塞隅角や狭隅角症（疑いを含む）で施行するが，前房隅角検査と併施請求は可能である．

• D275-2 前房水漏出検査 149 点

前房水漏出検査は，緑内障濾過手術後で術後 1 年を経過していないもので，前房水漏出が強く疑われる症例に対してフルオレセイン染色を行って前房水漏出の有無を確認するもので，当該検査について十分な経験を有する医師により実施された場合に請求できる．月に複数回請求する場合は症状詳記を要する．新設された濾過胞再建術（needle 法）単独の場合は前房水漏出検査適用手術ではないので，原則算定できないと考えられる．

• D277 涙液分泌機能検査，涙管通水・通色素検査 38 点

涙液分泌機能検査にはシルマー法があるが，tear meniscus の観察だけでは請求できない．また検査用の濾紙や綿糸は薬価として収載されていないため請求できない．涙管通水・通色素検査は内眼手術術前検査として請求可能であるが，あらかじめ両眼手術予定の場合は 1 回のみの請求になる．

• D277-2 涙道内視鏡検査 640 点

検査同一日に K202 涙管チューブ挿入術を実施した場合には請求できない．涙道内視鏡検査は左右別がないため，両眼に行っても請求は 1 回のみである．

• D278 眼球電位図（EOG） 280 点

眼球電位図（EOG）は，平衡機能検査の電気眼振図と同時に請求することは不可である．

• D279 角膜内皮細胞検査 160 点

角膜内皮細胞検査の検査対象は「内眼手術，角膜手術における手術の適応の決定及び術後の経過観察もしくは円錐角膜又は水疱性角膜症の際に算定する」と制限されている．あらかじめ両眼手術予定の場合の術前検査は 1 回のみで，術後は概ね 6 か月程度算定できると考えられる．角膜移植術後は継続的に角膜内皮細胞数の減少が認められる場合もあり，その後も必要に応じて 1 年に 1〜2 回の算定は認められる．他院で白内障手術を施行された患者では，術後相当日数経過後も必要があればレセプトに詳記のうえ，1 回のみ算定可能である．コンタクトレンズの長期装用による角膜内皮減少症や他の角膜疾患でも，内眼手術，角膜手術と無関係の場合は請求できない．

• D280 レーザー前房蛋白細胞数検査 160 点

レーザー前房蛋白細胞数検査の対象疾患は，ぶどう膜炎や内眼手術術後である．YAG レーザーによる後嚢切開術後も，術後炎症が強い場合等は必要があれば請求可能である．術後経過により請求回数に差があるのが一般的で，傾向的な請求は査定されることがある．

• D281 瞳孔機能検査（電子瞳孔計使用） 160 点

瞳孔機能検査（電子瞳孔計使用）は，「視神経炎，視神経症等の求心性疾患や動眼神経麻痺，ホルネル症候群，アディー症候群，糖尿病による自律神経障害等の遠心性疾患又は変性疾患及び中毒による疾患の診断を目的として行った場合に算定できる」と記されているため，調節緊張症や調節性眼精疲労等の病名では請求できない．

• D282 中心フリッカー試験 38 点

中心フリッカー試験は視神経疾患の診断，経過観察時に算定できる．エタンブトール投与中の患者には，月に 1 回程度算定可能であるが，「エタンブトール投与中で，その副作用チェックのため」等の詳記が必要である．

• D282-2 行動観察による視力検査
  1 PL(Preferential Looking)法 100 点,
  2 乳幼児視力測定(テラーカード等による
  もの) 60 点

PL(preferential looking)法は,4 歳未満の乳幼児又は通常の視力検査で視力測定ができない患者に対し,粟屋-Mohindra 方式等の測定装置を用いて視力測定を行った場合に算定する.2 乳幼児視力測定は,テラーアキュイティカードや東京女子医大式グレーティングカード,Lea Gratings Test,Cardiff Acuity Test 等の縞視力を測定する医療機器を用いた場合に算定できるが,PL 法と併施した場合は PL 法のみ算定する.同日に矯正視力検査の算定はできない.

• D282-3 コンタクトレンズ検査料「1」~「4」

コンタクトレンズ検査料は,コンタクトレンズ(CL)に係る検査を実施した割合や患者数,CL の自施設交付割合により「1」200 点,「2」180 点,「3」56 点,「4」50 点いずれかを算定する.毎年 1 月~12 月のコンタクト検査料算定実績を基に,翌年 4 月~翌々年 3 月に算定する施設基準の区分を判断し厚生局に届出る(病院,有床診療所を除く)が,区分に変更があった場合は,年度の途中でも,その都度届出が必要である.

眼科の医療機関を新規開設する場合は,開業から 3 か月間の実績を基に「コンタクトレンズ検査料」の区分を判断する(4 月 1 日に開業した医療機関では,7 月 1 日からコンタクトレンズ検査料「1」~「3」のいずれかが算定可能となる).開業から 3 か月間はコンタクトレンズ検査料「4」を算定するが厚生局への届出は不要で,新規開業時に届出を行っても書類は受理されない.コンタクトレンズ検査料算定患者では,夜間・早朝等加算は算定できない.

コンタクトレンズ検査料「1」~「4」の施設基準は外来受付及び支払窓口のわかりやすい場所に掲示し,患者の求めがあった場合には説明が必要である.

CL 装用や CL 検診を目的に受診した患者(既装用者の場合を含む)に対して眼科学的検査は別に算定できず,コンタクトレンズ検査料「1」,「2」,「3」又は「4」により算定する.CL 装用者で出来高算定可能な場合は,新たな疾患の発生(屈折異常以外の疾患の急性増悪を含む)により CL の装用を中止し CL 処方を行わない場合,円錐角膜,角膜変形もしくは高度不正乱視の治療を目的として CL の処方を行った場合,9 歳未満の小児に対して弱視,斜視もしくは不同視の治療を目的として CL の処方を行った場合,緑内障又は高眼圧症の患者(治療計画を作成し診療録に記載するとともにアプラネーショントノメーターによる精密眼圧測定及び精密眼底検査を実施し,視神経乳頭の所見を詳細に診療録に記載した場合),網膜硝子体疾患や視神経疾患の患者(治療計画を作成し診療録に記載するとともに,散瞳剤を使用し,汎網膜硝子体検査又は精密眼底検査,細隙灯顕微鏡検査(前眼部及び後眼部)並びに眼底カメラ撮影を実施し,網膜硝子体又は視神経乳頭の所見を図示して詳細に診療録に記載した場合),度数のない治療用コンタクトレンズを装用する患者又は,眼内の手術(角膜移植術を含む)前後の患者のみである.屈折異常のない患者が矯正機能を有しないカラー CL 購入目的で受診した診療に係る費用は,コンタクトレンズ検査料で請求できない.

• D215 超音波検査 1 A モード法 150 点,
  2 断層撮影法 350 点

1 A モード法は D269-2 光学的眼軸長測定の項目を参照.

同じ眼に 2 断層撮影法 ロ その他の部位と A モード法を併用した場合は,断層撮影法のみで請求し,同一月に複数回検査した場合はその必要性を詳記し,2 回目からは 90/100 の点数になる.UBM(超音波生体顕微鏡)を施行した場合は,2 断層撮影法 ロ その他の部位 350 点で請求する.

• D240 神経・筋負荷テスト 1 テンシロンテスト(ワゴスチグミン眼筋力テストを含む)130 点,2 瞳孔薬物負荷テスト 130 点

テンシロンテストは Edrophonium Chloride を

負荷して行い，本検査に伴うすべての検査（前後の観察及び精密眼圧測定）を含む．瞳孔薬物負荷テストはホルネル症候群又はアディー症候群について行った場合に算定できるが，加齢性眼瞼下垂等では算定できない．

• D419-2 眼内液（前房水・硝子体液）検査 1,000 点

眼内液（前房水・硝子体液）検査は，眼内リンパ腫の診断目的に眼内液（前房水・硝子体液）を採取し，ELISA 法による IL-10 と，CLEIA 法による IL-6 濃度を測定した場合に算定するが，眼内液採取に係る費用は別に算定できない．前房水採取と硝子体液採取を同日に行った場合も算定は 1 回のみの請求となるが，別日に行った場合は必要性の注記があれば別々に算定可能である．通則より硝子体切除術と併算定はできない．

• D006-20 角膜ジストロフィー遺伝子検査 1,200 点

角膜ジストロフィー遺伝子検査は，治療方針の決定を目的として行った場合に患者 1 人につき 1 回に限り算定可能で，施設基準があり届出が必要である．

日常施行する機会の多い眼科検査の算定要件について，過去の日本眼科医会の見解に基づき記したが，1 か月の検査回数や細かな適用病名の都道府県による異なるルールについては都道府県眼科医会にお問い合わせいただきたい．

MB OCULI. No. 115：21−30, 2022

特集／知っておきたい！眼科の保険診療

保険診療に必要な投薬の知識

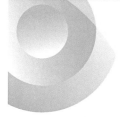

西村知久*

Key Words： 投薬(medication)，効能・効果(efficacy & effect)，保険病名(insurance disease name)，レセプト標準病名(receipt standard disease name)，眼科用語集(ophthalmology glossary)，後発医薬品(generic drug)

Abstract：投薬を行って保険請求を行うときに，どのような仕組みやルールがあるのか，またそれに従ってレセプトを作成する際の注意点について詳細に記載している．また，日本眼科医会の社会保険Q＆Aを基に，個々の案件に関して，投薬に関する最近10年分のサマリーを記載して，読者の皆様が必要とする見解や保険請求のコツについても掲載した．これを基に，適正な診療を行って，的確な保険請求を行っていただけることを希望している．

はじめに

投薬を行うときに，保険診療上大切なことは，処方した薬剤について，その薬剤の効能・効果に当てはまる保険病名が記載されていることである．投与薬剤と適応病名を一致させることを，突合というが，今までは，薬剤の添付文書に記載されていない病名であっても，病態を勘案して容認することもあったが，現在はコンピュータによる突合を行うので，投与薬剤と適応病名が一致していなければ査定される可能性が出てくる．また，傷病名を付けるときには，日本眼科学会発行の眼科用語集の眼科用語およびレセプト標準病名を付けることが必要である．それ以外の病名を用いると，突合に引っ掛かり査定される可能性がある．

一方，平成20年度診療報酬改定において，療養担当規則等により，①保険医については，投薬等を行うに当たって後発医薬品の使用を考慮する努力義務，②保険薬剤師については，後発医薬品への変更可能な処方せんを持参した患者に対する後発医薬品に関する説明義務及び調剤の努力義務が規定されることとなっており，このことに関しても，継続して取り組む必要がある．

また，今まで議論されてきた抗生剤の投与に関しては，日本化学療法学会と日本外科感染症学会から出された「術後感染予防抗菌薬適正使用のための実践ガイドライン（追補版）」において，リスクの低い水晶体再建術では術後感染予防の抗菌薬全身投与の必要性は低く，また他の内眼手術でもセファゾリンの単回投与を推奨するとなっている．抗生物質の全身投与が眼内炎発症を予防するというエビデンスはないが，今までは常用量の範囲内であるならば内服や点滴を認めているのが現実であった．耐性菌の問題は日本だけでなく世界的な問題であり，我々眼科医も，抗生物質使用以外の感染予防策を検討し，耐性菌の削減に協力する時期に来ていると考えている．

* Tomohisa NISHIMURA, 〒840-0831　佐賀市松原4-3-21　医療法人YT美川眼科医院，理事長

投薬に関する基本的なルール
（眼科関連のサマリー）

1．算定の原則
投薬の費用は，調剤料，処方料及び薬剤料の各区分の所定点数を合算した点数により算定する．ただし，処方箋を発行した場合は，所定点数のみの算定となる（図1）．

2．医薬品サンプル
1）臨床試用医薬品に係る保険請求上の取扱い
臨床試用医薬品に係る薬剤料は，保険請求は認められない．ただし，臨床試用医薬品が薬価（薬価基準）に収載されている場合は，保険請求が認められる．

2）診療報酬明細書の記載
臨床試用医薬品を使用した場合は，薬剤料の「摘要」欄に，処方ごとに区分し，内服薬の数だけ㉛と記載する．なお，当該処方において内服薬の投薬が行われなかった場合は，㉛を1つのみ記載する．

3．入院患者に対する投薬
入院中の患者に月をまたがって投与した場合は，投薬の属する月により区分する．外来で処方された薬剤を入院後に服用する場合は，外来投与として取扱う．

4．入院日数を超える投薬・退院時の投薬
別に規定する場合を除き，入院実日数を超えて投薬を算定することはできる．退院時投薬については，入院患者への投薬として扱う．

5．薬品の紛失
被保険者が持ち帰りの途中又は自宅で紛失したために（天災地変の他やむを得ない場合を除く）保険医が再交付した場合は，被保険者の負担となる．

6．血行促進・皮膚保湿剤について
外来患者に対し，血行促進・皮膚保湿剤（ヘパリンナトリウム又はヘパリン類似物質に限る）を処方した場合，疾病の治療目的かつ医師が有効であると判断した場合を除き，算定できない．

投薬を構成するものの詳細
（眼科関連のサマリー）

1．調剤料
1）調剤料の取扱い
外来の患者に対して投薬を行った場合，剤数・日数・量にかかわらず1回の処方に係る調剤につき調剤料を算定する．2つ以上の診療科で異なる医師が処方した場合は，それぞれの処方につき，調剤料を算定できる．

2）麻薬, 向精神薬, 覚醒剤原料及び毒薬の範囲
麻薬，向精神薬，覚醒剤原料又は毒薬を調剤した場合は，麻薬等加算をする．毒薬とは医薬品医療機器法第44条第1項の規定（同施行規則第204条，別表第3）による毒薬をいい，向精神薬とは，麻薬及び向精神薬取締法第2条第6号の規定（同法別表第3）による向精神薬をいう．

3）麻薬等加算
麻薬等加算については，内服薬，浸煎薬及び屯服薬，外用薬等の区分，剤数，用法用量等の如何にかかわらず，入院中の患者以外の患者に対して投薬を行う場合は，1処方につき1点を，また，入院中の患者に対して投薬を行う場合は1日につき1点を所定点数に加算する．なお，コデインリン酸塩散1%のように，当該薬剤の基剤が麻薬等に属していても，稀釈度により麻薬等の取扱いを受けていないものを調剤又は処方した場合には対象とならない．

4）外泊期間中等の調剤料
外泊期間中及び入院実日数を超えた部分について，調剤料は算定できない．

5）屯服薬の範囲
屯服薬は1日2回程度を限度として臨時的に投与するものをいい，1日2回以上にわたり時間的，量的に一定の方針がある場合は内服薬とする．

2．処方料
1）30日を超える長期の投薬について
医師が処方する投薬量については，予見することができる必要期間に従ったものでなければなら

		内用 内服・屯服	外用	3歳未満加算	特定疾患処方管理加算2 処方期間28日以上 （月1回）	特定疾患処方管理加算1 処方期間28日未満 （月2回）
F000 調剤料	1 外来（1回の処方につき）	11点	8点	—	—	—
	2 入院（1日につき）	7点		—	—	—
F100 処方料	1 抗不安薬3種類以上、睡眠薬3種類以上、抗うつ薬3種類以上、抗精神病薬3種類以上又は抗不安薬4種類以上及び睡眠薬	18点		3点	66点	18点
	2 1以外の場合であって、内服7種類以上又は不安若しくは不眠の症状を有する患者に対して1年以上継続して別に厚生労働大臣が定める薬剤の投薬	29点				
	3 1及び2以外の場合	42点				
	注9 　イ　外来後発医薬品使用体制加算1　　5点 　ロ　外来後発医薬品使用体制加算2　　4点 　ハ　外来後発医薬品使用体制加算3　　2点 当該基準に係る区分に従い、1処方につき加算する					
F200 薬　剤	注3　注2以外の場合であって、1処方につき7種類以上の内服薬の投薬（臨時の投薬であって、投薬期間が2週間以内のもの及びA001に掲げる再診料の注12に掲げる地域包括診療加算又はB001-2-9に掲げる地域包括診療料を算定するものを除く。）を行った場合には、所定点数の100分の90に相当する点数により算定する。					
F400 処方箋料	1 抗不安薬3種類以上、睡眠薬3種類以上、抗うつ薬3種類以上、抗精神病薬3種類以上又は抗不安薬4種類以上及び睡眠薬	28点		3点	66点	18点
	2 1以外の場合であって、内服7種類以上	40点				
	3 1及び2以外の場合	68点				
	注7　薬剤の一般的名称を記載する処方箋を交付した場合は、当該処方箋の内容に応じ、次に掲げる点数を処方箋の交付1回につきそれぞれ所定点数に加算する。 　イ　一般名処方加算1　　7点 　ロ　一般名処方加算2　　5点					
F500 調剤技術基本料 （月1回）	1 入院（有床診療所・病院）	42点		—	—	—
	2 外来	14点		—	—	—

※特定疾患処方管理加算：
ア　特定疾患処方管理加算は、生活習慣病等の厚生労働大臣が別に定める疾患を主病とする患者について、プライマリ機能を担う地域のかかりつけ医師が総合的に病態分析を行い、それに基づく処方管理を行うことを評価したものであり、診療所又は許可病床数が200床未満の病院においてのみ算定する。
イ　処方期間が28日以上の場合は、特定疾患処方管理加算2として、月1回に限り1処方につき66点を加算する。なお、同一暦月に「F100」処方料と「F400」処方箋料を算定する場合にあっては、「F100」処方料又は「F400」処方箋料のいずれか一方の加算として月1回に限り算定する。
ウ　処方期間が28日以上の場合の加算は、長期投薬の際の病態分析及び処方管理の評価の充実を図るものであり、特定疾患に対する薬剤の処方期間が28日以上の場合に算定する。ただし、当該患者に処方された薬剤の処方期間が全て28日以上である必要はない。
エ　イに該当する場合以外の場合には、特定疾患処方管理加算1として、月2回に限り1処方につき18点を算定する。なお、同一暦月に処方料と処方箋料を算定する場合であっても、処方箋料の当該加算と合わせて2回を限度とする。
オ　主病とは、当該患者の全身的な医学管理の中心となっている特定疾患をいうものであり、2以上の診療科にわたり受診している場合においては、主病と認められる特定疾患の治療に当たっている診療科においてのみ算定する。
カ　特定疾患処方管理加算は初診料を算定した初診の日においても算定できる。
キ　投薬は本来直接本人を診察した上で適切な薬剤を投与すべきであるが、やむを得ない事情で看護等に当たっている者から症状を聞いて薬剤を投与した場合においても算定できる。

図 1. 投薬料の算定表
（眼科診療報酬点数表，令和4年4月版，日本眼科医会より）

ず，30 日を超える長期の投薬を行うに当たって
は，長期の投薬が可能な程度に病状が安定し，服
薬管理が可能である旨を医師が確認するととも
に，病状が変化した際の対応方法及び当該保険医
療機関の連絡先を患者に周知する．

2）処方料の取扱い

複数診療科を標榜する保険医療機関において，
2つ以上の診療科で異なる医師が処方した場合
は，それぞれの処方につき処方料を算定する．

3）労災保険法との調整

健康保険法における療養の給付と労災保険法に
よる療養補償給付を同時に受けている場合には，
再診料（外来診療料を含む）及び処方料は，主たる
疾病の再診料（外来診療料を含む）及び処方料とし
て算定する．なお，入院料あるいは往診料は当該
入院あるいは往診を必要とした疾病にかかわるも
のとして算定する．

4）麻薬等加算

麻薬等加算は，内服薬，浸煎薬及び屯服薬，外
用薬等の区分，剤数，用法用量等の如何にかかわ
らず，1処方につき1点を所定点数に加算する．

5）乳幼児加算

複数の診療科を標榜する保険医療機関におい
て，2以上の診療科で，異なる医師が3歳未満の
乳幼児に対して処方を行った場合は，それぞれの
処方について乳幼児加算3点を加算できる．

6）外来後発医薬品使用体制加算について

外来後発医薬品使用体制加算は，後発医薬品の
採用を決定する体制が整備されている保険医療機
関を評価したものであり，診療所においてのみ算
定する．当該保険医療機関において調剤した後発
医薬品のある先発医薬品及び後発医薬品を合算し
た規格単位数量に占める後発医薬品の規格単位数
量の割合が70％以上，85％以上又は90％以上であ
るとともに，外来において後発医薬品（ジェネ
リック医薬品）の使用を積極的に行っている旨を
当該保険医療機関の見やすい場所に掲示している
保険医療機関において，1処方につき2点，4点又
は5点を所定点数に加算する．

3．薬剤料

1）処方2種類以上の内服薬

1回の処方において，2種類以上の内服薬を調剤
する場合には，それぞれの薬剤を個別の薬包等に
調剤しても，服用時点及び服用回数が同じである
ものについては1剤として算定する．

2）頓服薬の取り扱い

別の頓服薬（例えば駆虫剤と下剤等）は，それぞ
れの単位として取扱う．

3）内服薬多剤投与の場合の薬剤料の算定方法

1処方につき7種類以上の内服薬の投薬を行っ
た場合は，所定点数の90/100に相当する点数で算
定する．この算定は，外来の場合に限り，1処方
のうち，内服薬についてのみ対象とする．

4）ビタミン剤の算定について

ビタミン剤に係る薬剤料が算定できるのは，医
師が当該ビタミン剤の投与が有効であると判断
し，適正に投与された場合に限られる．医師が疾
患の特性により投与の必要性を認める場合や疾患
又は症状の原因がビタミンの欠乏や代謝障害であ
ることが明らかであり，かつ，必要なビタミンを
食事により摂取することが困難である場合とな
る．ビタミン剤に係る薬剤料を算定する場合に
は，当該ビタミン剤の投与が必要かつ有効と判断
した趣旨を具体的に診療録及び診療報酬明細書に
記載しなければならない．

4．処方箋料

1）30 日を超える長期の投薬について

「2．処方料」と同様の取扱い．

2）処方箋について

令和4年度診療報酬改定に伴いリフィル処方箋
の部分が追加となった（図2）．

5．調剤技術基本料

1）調剤技術基本料について

調剤技術基本料は，薬剤師が常態として勤務す
る保険医療機関において，薬剤師の管理のもとに
調剤が行われた場合に，患者1人につき，月1回
に限り算定する．同一医療機関において同一月内
に処方箋の交付がある場合は，調剤技術基本料は

処 方 箋

（この処方箋は、どの保険薬局でも有効です。）

公費負担者番号								保険者番号							
公費負担医療 の受給者番号								被保険者証・被保険 者手帳の記号・番号				・		（枝番）	

患者	氏 名		保険医療機関の 所在地及び名称	
	生年月日	明 大 昭 平 令　　　年 月 日　男・女	電 話 番 号 保険医氏名　　　　　　　　　　㊞	
	区 分	被保険者　　　被扶養者	都道府県番号　　点数表番号　医療機関コード	

交付年月日	令和　年　月　日	処方箋の使用期間	令和　年　月　日	特に記載のある場合を除き、交付の日を含めて4日以内に保険薬局に提出すること。

処方	変更不可	個々の処方薬について、後発医薬品（ジェネリック医薬品）への変更に差し支えがあると判断した場合には、「変更不可」欄に「レ」又は「×」を記載し、「保険医署名」欄に署名又は記名・押印すること。
		リフィル可 □ （　　回）

備考	保険医署名	「変更不可」欄に「レ」又は「×」を記載した場合は、署名又は記名・押印すること。
	保険薬局が調剤時に残薬を確認した場合の対応（特に指示がある場合は「レ」又は「×」を記載すること。） □保険医療機関へ疑義照会した上で調剤　　　□保険医療機関へ情報提供	

調剤実施回数（調剤回数に応じて、□に「レ」又は「×」を記載するとともに、調剤日及び次回調剤予定日を記載すること。）
□1回目調剤日（　年　月　日）　□2回目調剤日（　年　月　日）　□3回目調剤日（　年　月　日）
次回調剤予定日（　年　月　日）　　次回調剤予定日（　年　月　日）

調剤済年月日	令和　年　月　日	公費負担者番号	
保険薬局の所在地 及 び 名 称 保険薬剤師氏名	㊞	公費負担医療の 受給者番号	

備考 1．「処方」には、薬名、分量、用法及び用量を記載すること。
　　 2．この用紙は、A列5番を標準とすること。
　　 3．療養の給付及び公費負担医療に関する費用の請求に関する省令（昭和51年厚生省令第36号）第1条の公費負担医療については、「保険医療機関」とあるのは「公費負担医療の担当医療機関」と、「保険医氏名」とあるのは「公費負担医療の担当医氏名」と読み替えるものとすること。

図 2．令和4年度診療報酬改定後の処方箋

（厚生労働省より）

算定できない．

2）院内製剤加算について

　院内製剤加算は，薬価基準に収載されている医薬品に溶媒，基剤等の賦形剤を加え，当該医薬品とは異なる剤形の医薬品を院内製剤のうえ調剤した場合に算定できる．

投薬に関する日本眼科医会Q＆Aのサマリー
（過去10年間）

1．抗生剤，抗菌薬等

　①抗菌剤点眼の使用については，アレルギー性結膜炎やドライアイ，睫毛乱生の病名での投与は

不可である.

②抗 VEGF 抗体の＜G016 硝子体内注射＞は，＜K278 硝子体注入・吸引術＞と同等の手技と考えられてはいるが，術後感染予防としての抗菌剤内服の必要性は低いと考えられる．症例によっては認められる場合もあるが，その場合は注記が必要である．なお，注射前後の抗生剤点眼は認められる．

③PA・ヨード点眼・洗眼液を角膜ヘルペス・感染性角膜潰瘍等に対して，点眼液として調整し使用した場合，薬剤料の算定は認められる．

④抗菌剤の投与は必要最小限にすべきであり，アレルギー性結膜炎に細菌感染の合併が多い，あるいはステロイド剤の併用による易感染予防のためといった理由での抗菌剤処方は認められない．強膜炎やぶどう膜炎にステロイド剤を使用する場合，原疾患に抗菌剤の適応はないが，感染性ぶどう膜炎等の感染関与が完全には否定できない場合等において，薬効に従った抗菌薬点眼の処方は可能である．ただし，細菌感染の病名や注記のあることが望ましい．

⑤ステロイド薬のテノン嚢下注射後の感染予防目的での抗生剤内服は認められないが，点眼は認められる．

2．内服薬

①網脈絡膜疾患に対するトコフェロールニコチン酸エステル（ユベラ N®）の投与については，効能・効果は，①高脂質血症，高血圧に伴う随伴症状，②閉塞性動脈硬化症に伴う末梢循環障害となっているので，これらの病名に関連した網脈絡膜疾患であれば認められる．

②クロピドグレル（プラビックス®）錠の効能・効果は血栓・塞栓形成の抑制であり，網膜中心動脈閉塞症に対して有効であるとのエビデンスはない．しかし，症例によっては，医師の裁量で使用される場合もある．

③末梢動脈閉塞症の病名があり，網膜中心動脈閉塞症や網膜動脈分枝閉塞症に対してプロスタグランジン E1 の点滴および内服は，薬効上投与可能である．しかし，適応症に制限がある薬剤なので，症例を選び慎重に投与すべきである．

④強膜炎等の治療薬としてセレコキシブ内服が有用であるといわれているが，効能・効果は，関節リウマチ，変形性関節症，腰痛症，肩関節周囲炎，頸肩腕症候群，腱炎，腱鞘炎または手術後，外傷後の消炎・鎮痛とされており，強膜炎等の眼科疾患では査定の対象となる．

3．屈　折

屈折検査の数日前から点眼する，院外処方として投与されるアトロピン点眼液に関しては，検査のみが目的である場合は，アトロピン点眼液の処方箋料は認められないが，治療目的である場合は算定可能である．また，現時点では，低濃度アトロピン点眼液や低濃度サイプレジン点眼液を自家調整する場合の希釈薬剤に関しては，調剤料や処方料等の保険請求はできない．

4．消炎剤，アレルギー

①ブロムフェナク（ブロナック®）点眼液，プラノプロフェン（ニフラン®）点眼液等の非ステロイド性抗炎症点眼剤は，外眼部，前眼部の炎症性疾患に適応があり，涙嚢炎等でも算定可能であるが，黄斑浮腫，網膜浮腫，網膜炎等の後眼部の病名のみでは算定不可となる．

②ネパフェナク（ネバナック®）点眼液，ブロムフェナク（ブロナック®）点眼液等の，内眼部手術における術後炎症に対して適応がある薬剤に関しては，レーザー虹彩切開術，レーザー線維柱帯形成術，レーザー後嚢切開術では算定可能であるが，網膜光凝固術に対しては一般的には算定不可である．ただし，網膜復位術等の網膜下液の排液や眼球内への BSS 注入等の操作を行う場合には，算定可能と考える．また，投与期間に関しては，一般的には 3〜6 か月程度と考える．

③「アレルギー性眼瞼炎」や「アレルギー性鼻炎」の病名では，抗アレルギー点眼液の処方は認められない．「花粉症」の病名で抗アレルギー点眼液の処方は認められるが，「アレルギー性結膜炎」の病名が望ましい．

5．眼瞼，マイボーム腺

①「マイボーム腺梗塞」の病名のみで，抗菌剤点眼，抗炎症剤点眼，ステロイド点眼等の投薬は可能であったが，今後は「マイボーム腺炎」「結膜炎」等の病名が必要である．

②マイボーム腺炎も眼瞼炎の一種と考えられるが，アジスロマイシン（アジマイシン®）点眼液1％は，「マイボーム腺炎」の病名での算定は困難であり，「眼瞼炎」の病名が必要である．

6．ドライアイ

①ドライアイの病名でジクアホソルナトリウム（ジクアス®）点眼液，レバミピド（ムコスタ®）点眼液UD2％，ヒアルロン酸製剤，人工涙液との併算定は可能であるが，抗菌剤の投与は適応病名がないと認められない．また，角結膜乾燥症，角膜乾燥症，乾性角結膜炎，乾性角膜炎等の病名でも認められていたが，ドライアイの病名を付けることが望ましい．ステロイド点眼薬に関しても，ドライアイに対して有用であるが，乾性角結膜炎，結膜炎等の傷病名の併記が望ましい．

②ヒアルロン酸製剤は，通常は0.1％製剤を投与し，重症疾患等で効果不十分の場合に0.3％製剤を投与する．ヒアレイン®ミニ点眼液は，シェーグレン症候群又はスティーブンス・ジョンソン症候群に伴う角結膜上皮障害の患者に使用した場合に限り算定できる．

③タプロス®ミニ点眼液およびエイベリス®ミニ点眼液は，ベンザルコニウム塩化物に過敏症又はその疑いのある患者，角膜上皮障害を有する患者にのみ算定できる．

7．ヘルペス

①「角膜ヘルペス」「ヘルペス性角膜炎」病名に対して，バラシクロビル塩酸塩錠（商品名バルトレックス）の処方は認められるが，1日量は1,000mg，初回投与期間は5日間程度を目安とする．

②アシクロビル（ゾビラックス®）眼軟膏の適応は「単純角膜ヘルペスに起因する角膜炎」となっているが，眼瞼ヘルペスの病名でも認められる．また，内服と眼軟膏の併用は認められる．

8．緑内障，網膜色素変性症

①アプラクロニジン塩酸塩（アイオピジン®UD）点眼液は処方箋薬であるが，術前術後の処置に使用するため，薬剤の費用は算定できるものの，処方料，調剤料，処方箋料等は別に算定できない．

②緑内障治療薬で，「プロスタグランジン＋β-ブロッカー」と「炭酸脱水酵素阻害剤＋β-ブロッカー」の2種類の配合薬の併用は，β-ブロッカーの複数投与となり，認められない．

③緑内障に対する禁忌薬として，β-ブロッカー点眼と喘息・心疾患の組み合わせと，炭酸脱水酵素阻害剤点眼と腎疾患の組み合わせがある．この場合，点眼方法の指導等，全身的な影響を極力減らしたうえで，医師の裁量で使用可能と考える．ただし，薬に際しては十分な問診を行い，副作用の発現に注意することが望ましい．

④網膜色素変性症に対して，イソプロピルウノプロストン（レスキュラ®）点眼薬の投薬は認められない．網膜色素変性症に合併する囊胞様黄斑浮腫に対して，炭酸脱水酵素阻害点眼薬の投薬も認められない．

⑤プロスタグランジン誘導体薬とプロスタマイド誘導体薬との併用は認められない．

⑥「前視野緑内障」については，原則的には無治療で慎重に経過観察するとされているが，高眼圧や高度近視，緑内障の家族歴等の危険因子を有している場合には最小限の治療を開始することは可能であり，点眼治療も可能である．

⑦オミデネパグイソプロピル（エイベリス®）点眼液は，既存のプロスタグランジン点眼薬とは作用機序が異なるとされており，オミデネパグイソプロピル点眼液とタフルプロスト以外のプロスタグランジン点眼薬の併用は禁忌ではないが，避けることが望ましい．また，眼内レンズ挿入眼もしくは無水晶体眼等，白内障手術を施行している場合に関しては，オミデネパグイソプロピル点眼薬は投与禁忌であり，処方不可である．また，片眼のみに白内障手術が施行してある，片眼の眼内レ

ンズ挿入眼もしくは無水晶体眼の患者に関しても投与禁忌の扱いとなる．そのような状況下で，どうしても処方しないといけない場合には，オミデネパグイソプロピル点眼薬を使用しなければならなかった理由を詳記して提出する必要があるが，最終的には審査員の判断となる．

⑧「落屑症候群」と「閉塞隅角症」で緑内障点眼薬を処方する場合は，原則として緑内障もしくは高眼圧症の病名が必要となる．「ポスナーシュロスマン症候群」で緑内障点眼薬を処方する場合には，基本的には認められるが，緑内障もしくは高眼圧症の併記が望ましい．また，「落屑症候群」という用語は，日本眼科学会発行の眼科用語集にはあるが，レセプト標準病名にはないため，保険請求を行う折には，レセプト標準病名である「落屑緑内障」の病名を付けることが望ましい．「閉塞隅角症」は，日本眼科学会の眼科用語集及びレセプト標準病名にもないため，「原発閉塞隅角症」と記載することが望ましい．なお，「原発閉塞隅角症」で緑内障点眼薬の処方を認めていたが，今後，緑内障点眼薬を処方する場合は，「閉塞隅角緑内障」を記載することが望ましい．

⑨セカンドチョイスの緑内障点眼薬の初診時からの使用は，注記があれば可能と考える．

⑩緑内障に対するメコバラミン（メチコバール®）等のビタミンB_{12}製剤の投与に関しては，「難治性視神経症の治療においてビタミンB_{12}の投与により視神経萎縮の緩和に有効である場合がある」との報告から審査委員の裁量で認めていただきたい．今後は「末梢神経障害」の病名を併記することが望ましい．

9．白内障

白内障点眼のピレノキシン（カタリン®・カタリン® K）点眼液及びグルタチオン（タチオン®）点眼液の効能が老人初期白内障とされているが，55年通知の対象となるため，若年を含めた他の白内障に処方する場合にも適応外使用として認められる．

ピレノキシン点眼液，グルタチオン点眼液等の白内障治療薬は，白内障術後に生じる後発白内障

に適応はない．

10．手術，周術期

①眼内手術における術後感染症予防の目的に周術期投与として術前に抗菌点眼薬を処方投与することは可能であるが，術後や退院後の抗菌薬及び抗炎症剤点眼薬を周術期投与として術前に処方投与することは認められない．

②術中の前房内洗浄に抗生剤や散瞳剤の点眼を使用する場合，適応外使用になるので，保険請求はできない．

③日本化学療法学会と日本外科感染症学会から出された「術後感染予防抗菌薬適正使用のための実践ガイドライン（追補版）」には，リスクの低い水晶体再建術では術後感染予防の抗菌薬全身投与の必要性は低く，また他の内眼手術でもセファゾリンの単回投与を推奨するとなっている．抗生物質の全身投与が眼内炎発症を予防するというエビデンスはない．地区によっては，常用量の範囲内であるならば内服や点滴を認めているところもある．耐性菌の問題は日本だけでなく世界的な問題であり，我々眼科医も，抗生物質使用以外の感染予防策を検討し，耐性菌の削減に協力する時期に来ていると思われる．

④トロピカミド/フェニレフリン塩酸塩（ミドリン® P）点眼液，ジクロフェナクナトリウム（ジクロード®）点眼液は，術当日の使用であり，「手術欄」での請求となるので，一般的には術前処方は認められない．抗菌剤の術前処方は認められるが，「周術期使用」等の注記が望ましい．＜G016硝子体内注射＞に対する抗菌剤点眼の事前処方も認められるが，同様に注記が望ましい．

11．長期投与

白内障，緑内障，網膜色素変性等の慢性疾患に対する長期投与は，医師が責任を持てる範囲において可能である．また，リフィル処方箋に関しては，現時点で眼科では一般的ではないと考えられる．

慢性疾患への長期投薬に関する厚生労働省の通知に対して，各都道府県あるいは各医療機関で見

表 1. 社会保険診療報酬支払基金による医薬品の適応外使用

処方薬	目的	主な製品名
アセチルコリン塩化物	術中の迅速な縮瞳	オビソート®注射用, ノイコリンエー(現在は販売中止)
アシクロビル	角膜ヘルペス, 角膜内皮炎, 桐沢型ぶどう膜炎	ゾビラックス®顆粒, ゾビラックス®錠, ゾビラックス®点滴静注用, 他後発品あり
フルコナゾール	真菌性角膜炎, アカントアメーバ角膜炎 又は真菌による重篤な眼感染症に対する 点眼, 結膜下注射, 硝子体内注射, 眼内灌流又は全身使用	ジフルカン®静注液, 他後発品あり
トリアムシノロンアセトニド 【注射薬】	黄斑浮腫	ケナコルト-A®筋注用, 関節腔内水懸注
コルヒチン【内服薬】	ベーチェット病	コルヒチン錠
アシクロビル【注射薬】	急性網膜壊死	ゾビラックス®点滴静注用, 他後発品あり
ミコナゾール【注射薬】	真菌性角膜炎, アカントアメーバ角膜炎	フロリード®F注, フロリード®F点滴静注用, 他後発品あり
臭化ジスチグミン【外用薬】	片眼弱視	ウブレチド®点眼液
コハク酸プレドニゾロン ナトリウム【注射薬】	自己免疫性視神経炎	水溶性プレドニン®
バラシクロビル塩酸塩【内服薬】	急性網膜壊死, ヘルペスウイルス性虹彩炎	バルトレックス錠, バルトレックス顆粒
メチルプレドニゾロンコハク酸 エステルナトリウム【注射薬】	脳炎・脳症, 髄膜炎, 肥厚性硬膜炎, 脊髄炎, 視神経炎, 重症筋無力症, 多発性硬化症, 慢性炎症性脱髄性多発神経炎, ギラン・バレー症候群, 膠原病・免疫性疾患, ベーチェット病, Bell麻痺, トローサ・ハント症候群	ソル・メドロール®静注用, 他後発品あり

適応外処方として認可を受けるには, 厚生労働省からの付託を受け, 社会保険診療報酬支払基金に設置されている「審査情報提供検討委員会」にて検討が必要である. 十分な科学的根拠のある適応外使用については, 公知申請により, 臨床試験の全部又は一部を新たに実施することなく効能又は効果等の承認が可能だが, 公知申請が受理された適応外薬については, 保険外併用療養費制度の評価療養として保険診療との併用が可能とされている. 関連学会から申請を出す必要がある.

(日本眼科医会　平成27年健保担当理事連絡会より)

解, 対応が異なってくると思われる. 症状の安定が第一の条件であるが, 地域差も関与するので, 現時点においては医師の裁量に任せる方向で良いと思われる.

12. 禁忌薬

他科から緑内障禁忌薬(抗コリン剤, ブスコパン®やアトロピン®等)投与の是非を問われることがある. 一般的に, 禁忌薬の処方は医師の裁量権が優先され, 注記がなくても認められている場合が多いが, 突合審査により査定される事例を考慮して, 他科のレセプトに「眼科的な検査を受け, 投与可との回答を得ている」と注記することが望ましい.

13. 適応外使用

①タクロリムス(タリムス®)点眼液やシクロスポリン(パピロック®ミニ)点眼液は免疫抑制薬の点眼剤として春季カタルに適応を取得した製剤である. 角膜移植後にも有用と思われるが, 適応病名が必要である.

②社会保険診療報酬支払基金による医薬品の適応外使用における「審査情報提供」のうち, 眼科分については表1に示す.

③審査支払機関において, 投薬に関しても, 審査時にコンピュータを用いて, 提出されたレセプトの病名と薬剤の適応病名(効能・効果)の突合を行っている. このため, それぞれの薬剤について, 適応病名(効能・効果)を熟知し, その病名を使用することが求められる. 適応病名に関しては, 薬剤の添付文書の「効能・効果」に記載してある. 適応外使用を行うことは一般的には認められないが, 病状を勘案して, どうしても適応外使用を行って保険請求を行う場合には, エビデンスのある論文等を添付するか, その必要性を注記して審査委員の判断を求めることになる.

さいごに

　投薬に対する病名を付けるときに大切なことは，レセプト標準病名を用いることである．レセプト標準病名が当てはまらないケースにおいては，日本眼科学会発行の眼科用語集に存在する病名を付けて，症状詳記をすることが望ましい．今後は，コンピュータを使用した審査が主流となるので，それに対応する必要がある．また，厚生労働省や日本眼科医会の見解に関しても，医学の進歩や病態の解明に伴って，時代とともに変化していく．著者は以前に10年ほど審査委員をしていたが，日本眼科医会の全国審査委員連絡協議会に出席した折に，当時の担当常任理事の山岸直矢先生がおっしゃられた，「保険は生き物である」という言葉にたいへん感銘を受けた．この発言は時代による変化を念頭に，「審査委員が1つの解釈に固執するあまり，柔軟な感覚を失ってしまうことを恐れて，実際の運用では大きな視野で判断していただきたい」との意味での御発言だったとのことで

あった．今でも，その言葉を念頭に保険診療について考えている．

文　献

1) 保険医療機関及び保険医療養担当規則：
   https://www.mhlw.go.jp/web/t_doc?dataId=84035000&dataType=0&pageNo=1
   Summary　保険請求に関する通知で，このなかにカルテの1号紙や処方箋のひな型もある．
2) 厚生労働省：令和4年度診療報酬改定について．
   https://www.mhlw.go.jp/stf/seisakunitsuite/bunya/0000188411_00037.html
   Summary　厚生労働省のホームページで，令和4年度の診療報酬改定に関して，現時点でのすべてのことが記載されている．
3) 公益社団法人　日本眼科医会：社会保険Q＆A．
   https://www.gankaikai.or.jp/members/tebiki/index.html
   Summary　日本眼科医会ホームページの会員専用のメンバーズルーム内にあるQ＆Aである．過去の日本眼科医会の見解が検索できる．ただし，新しい年の見解が優先される．

Monthly Book

OCULISTA

2022. **3** 月増大号
No.

108

「超」入門
眼瞼手術アトラス
—術前診察から術後管理まで—

眼瞼手術は**この一冊から！**豊富な図写真とともに、眼瞼手術のエキスパートが
初学者に分かりやすく解説した**眼瞼手術手技**特集！

編集企画　**嘉鳥信忠** 聖隷浜松病院眼形成眼窩外科顧問／大浜第一病院眼形成眼窩外科
　　　　　　今川幸宏 大阪回生病院眼形成手術センター部長
　　　　　　2022年3月発行　B5判　150頁　定価5,500円 (本体5,000円+税)

目 次

- 眼瞼手術に必要な基本手技
- 手術に必要な眼瞼の解剖と機能の基礎知識50
- 霰粒腫に対する切開・掻爬
- 下眼瞼の先天睫毛内反に対する切開法
- 上眼瞼の先天睫毛内反に対する切開法と通糸法
- 内眥形成術
- 前頭筋つり上げ術
- 下眼瞼の退行性眼瞼内反に対するJones変法
- 下眼瞼内反、外反に対するlateral tarsal strip
- 瘢痕性眼瞼内反症 (cicatricial entropion) に対する切開法＋
  lid margin splitting
- 眼瞼下垂症に対する眼瞼挙筋短縮術
- 眼瞼皮膚弛緩症に対する上眼瞼形成術
- 眼瞼皮膚弛緩症に対する眉毛下皮膚切除術
- 顔面神経麻痺に対する眉毛挙上術と外側瞼板縫合術
- 上眼瞼挙筋延長術
- 眼瞼裂傷と涙小管断裂
- 眼瞼腫瘍に対するopen treatment法と単純縫縮術
- 眼瞼悪性腫瘍に対するTenzel flapとHughes flap

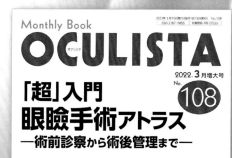

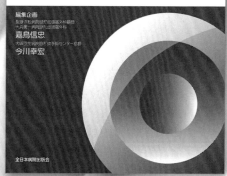

全日本病院出版会　〒113-0033 東京都文京区本郷 3-16-4　Tel:03-5689-5989
　　　　　　　　　　　www.zenniti.com　　　　　　　　　　　　　Fax:03-5689-8030

MB OCULI. No. 115：32–36, 2022

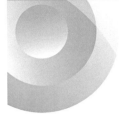

特集／知っておきたい！眼科の保険診療

処置料，注射手技料，麻酔手技料算定について

OCULISTA

駒井　潔*

Key Words： 前房穿刺(anterior chamber tap)，睫毛乱生(trichiasis)，硝子体内注射(intravitreal injection)，抗血管内皮増殖因子(anti-vascular endothelial growth factor)，加齢黄斑変性症(age-related macular degeneration)，黄斑浮腫(macular edema)

Abstract：日常診療での主だった処置，眼科処置，注射，麻酔について解説する．一般処置では患部の面積より 100 cm²未満が該当する．入院中以外の患者及び入院中の術後患者について算定できる．入院中の術後患者については手術日から起算して 14 日を限度として算定する．眼科的処置では睫毛乱生に対する睫毛抜去 1 少数の場合を除き，1 病名 1 処置を原則として算定可能である．左右に別の疾患があったら，別々に算定できる．眼処置は処置の内容として蒸気・熱気罨法や眼帯等の記載がないと算定できない．前房穿刺又は注射(前房内注入を含む)は硝子体内に薬物を注入する場合，硝子体内注射の準用として算定できる．結膜下注射と硝子体内注射は必要があって両眼に行った場合は左右別々に算定できる．硝子体内注射は加齢黄斑変性症，網膜静脈閉塞症による黄斑浮腫や糖尿病黄斑浮腫，血管新生緑内障，未熟児網膜症で承認された抗 VEGF 薬や糖尿病黄斑浮腫で承認されたステロイド剤を硝子体内に注射するときに算定できる．抗菌剤，抗真菌剤，ケナコルト-A®注射液の注射やガスの注入には算定できない．適応病名の記載漏れは査定の対象となりうる．

処　置

1．一般処置
1）J000 創傷処置 1 100 平方センチメートル 未満 52 点

眼科では眼瞼の創処置，眼瞼の熱傷(薬物傷を含む)に対し，創傷処置 1 100 cm²未満が算定できる．入院中以外の患者及び手術後の患者(入院中の患者に限る)についてのみ算定する．ただし，手術後の患者(入院中の患者に限る)については手術日から起算して 14 日を限度として算定する．創傷処置には眼処置のような縛り(後述)はなく，入院中以外の患者には原則，期間の制限はないが，眼瞼の手術に対しては術後約 1 週間，眼内手術なら

* Kiyoshi KOMAI, 〒520-0832 大津市粟津町 17-9 駒井眼科院，院長

術後約 2 週間まで請求可能である．それ以上経過した症例では創傷処置料の請求は好ましくない．角結膜の熱傷，薬傷，紫外線障害では創傷処置は算定できない．また手術当日に，手術(自己血貯血を除く)に関連して行う処置(ギプスを除く)の費用及び注射の手技料は，術前，術後にかかわらず算定できないとされており，手術に係る創傷処置の算定は術翌日からになる．同一疾病又はこれに起因する病変に対する創傷処置，皮膚科軟膏処置等が行われた場合，その合計の面積を合算した広さで，いずれかの処置で算定するが，眼科では患部の面積より 100 cm²未満が該当する．

2）J001 熱傷処置 1 135 点

眼科では眼球で第 2 度熱傷(結膜の浮腫や角膜上皮の壊死・欠損等)に相当する場合は熱傷処置 1 100 cm²未満が算定できる．熱傷には電撃傷，薬傷

及び凍傷が含まれる．熱傷処置と創傷処置は併算定できない．

2．眼科処置

睫毛乱生に対する J089 睫毛抜去 1 少数の場合を除き，1 病名 1 処置を原則として算定可能である．左右に別の疾患があった場合，左右の別を注記のうえ，別々に算定できる．また同一眼に複数の疾患，例えば結膜異物と角膜にびらんがあれば，結膜異物除去と眼処置（眼帯・罨法を併用すれば）の併算定が可能である．

1）J086 眼処置 25 点

入院中以外の患者についてのみ算定可能である．簡単な処置（点眼・眼軟膏点入・洗眼）と皮膚科軟膏処置（100 cm²未満）は基本診察料に含まれ，算定できないが，処置に用いた薬剤は請求できる．蒸気・熱気罨法や眼帯を用いた処置は算定できる．そのほか，内容のわかる注記のうえ，マイボーム腺圧出，偽膜除去や結膜下嚢胞穿刺，さらに，無水晶体眼のコンタクトレンズ処置等を行えば，眼処置が算定できる．

眼処置のみで内容の注記（蒸気・熱気罨法・眼帯等）がない場合，査定の対象となる．使用薬剤量は点眼薬で片眼 0.2 ml，両眼 0.4 ml，眼軟膏で片眼 0.2 g，両眼 0.4 g が妥当である．緑内障発作時の縮瞳剤や虹彩炎での散瞳剤の頻回点眼についても，眼処置の算定は認められず，薬剤料のみの請求になる．

2）J086-2 義眼処置 25 点

入院中の患者以外についてのみ算定となる．同一眼で眼処置と義眼処置は併せて算定できる．

3）J087 前房穿刺又は注射（前房内注入を含む）180 点

顕微鏡下に行った場合は 180 点を加算する．適応は CRAO で急遽低眼圧の状況を作成する場合や，外傷等で前房出血に対する前房洗浄，その他，ケナコルト-A®注射液や抗生剤，抗真菌剤（硝子体内注射が算定できない薬剤），網膜剥離治療目的でのガスやシリコンオイルの硝子体内注入時に算定できる．

4）J088 霰粒腫の穿刺 45 点

霰粒腫の内容を穿刺により排出した場合に算定できる．

5）J089 睫毛抜去 1 少数 25 点，2 多数 45 点

上下左右すべての眼瞼に睫毛乱生症があっても，1 回の算定となり，1 日に 1 回を限度とする．睫毛抜去少数と他の眼科処置及び眼科手術との併算定はできない．抜去する睫毛が5〜6本の場合に 1 少数を算定する．

6）J090 結膜異物除去（1 眼瞼ごと）100 点

各眼瞼で算定可能である．偽膜性結膜炎での偽膜除去は，病名又は注記のうえ，当該点数で算定する．

7）涙道の処置

①J091 鼻涙管ブジー法　　　　　　　　45 点
②J091-2 鼻涙管ブジー法後薬液涙嚢洗浄　45 点
③J092 涙嚢ブジー法（洗浄を含む）　　　54 点

の 3 種がある．左右の涙道に別の疾患，例えば右涙嚢炎，左鼻涙管狭窄の場合，右に対し涙嚢洗浄，左に鼻涙管ブジー法を行えば左右の別を明記のうえ，右眼の涙嚢ブジー法（洗浄を含む）と左眼の鼻涙管ブジー法の併算定ができる．

鼻涙管ブジー法は鼻涙管の閉塞・狭窄に対して行うものであり，涙嚢ブジー法は涙嚢までの涙道の閉塞・狭窄に対して行うものである．両者は一連の手技で施行できるので，同側での併算定はできない．

ブジー法施行後に，薬液による涙嚢洗浄を行った場合には，鼻涙管ブジー法または涙嚢ブジー法と鼻涙管ブジー法後薬液涙嚢洗浄の同時算定は可能である．ブジー前に涙嚢洗浄を行っていても，涙嚢ブジー法（洗浄を含む）での算定となるので，上記 2 種類の算定のみが可能となる．

涙嚢洗浄の薬剤は請求可能で，薬液量は 0.1〜1.0 ml が妥当である．両眼に異なる薬剤を使用した場合は，注記の上片眼ごとの請求ができる．

8）J093 強膜マッサージ 150 点

緑内障濾過手術後の強膜マッサージは必要であれば頻度に関係なく算定可能であるが，回数が多

い場合には注記が望ましい. 期間は術後 1 年を経過していないものに限られる. 網膜中心動脈閉塞症では発症直後のみ算定可能である. 緑内障濾過手術後の同一眼に対し，創傷処置と強膜マッサージの併算定は可能である.

9）150 点以上の処置

時間外・深夜・休日の加算ができる. 眼科では強膜マッサージ，前房穿刺又は注射(前房内注入を含む)の 2 項目が該当する.

3．皮膚科処置

〈稗粒腫摘出〉

1 10 箇所未満　74 点
2 10 箇所以上　148 点

稗粒腫とは皮膚，特に眼瞼の表面付近にできる直径 1〜2 mm 以内の角質を貯留する腫瘤と定義されている.

注射料

1）G000 皮内，皮下及び筋肉内注射(1 回につき) 22 点

入院中の患者以外に行った場合のみ算定できる. 入院中の患者に行った場合は，1 日の薬剤料を合算し，薬剤料のみを算定する. 涙嚢内薬液注入は所定点数で算定する. 両眼にそれぞれ異なった薬剤を使用した場合は片眼ごと所定点数を算定する.

2）G001 静脈内注射(1 回につき) 34 点

6 歳未満の乳幼児に行った場合は 45 点を加算する.

入院中の患者以外に対して行った場合に算定し，入院中の患者に行った場合は，1 日の薬剤料を合算し薬剤料のみを算定する(入院中の患者には手技料が算定できない).

3）G004 点滴注射(1 日につき)

（i）6 歳未満の乳幼児に対するもの(1 日分の注射量が 100 ml 以上の場合) 101 点

（ii）（i）に掲げる者以外の者に対するもの(1 日分の注射量が 500 ml 以上の場合) 99 点

（iii）その他の場合(入院中の患者以外の患者に

限る) 50 点

注：6 歳未満の乳幼児に対して行った場合は 46 点を加算する.

緑内障で高浸透圧利尿剤の点滴静注をする場合，500 ml 以上の場合は 99 点，それ以下の場合は 50 点が算定できる. 蛍光眼底造影や手術に伴う点滴で当該点数の算定はできない. ただし，緑内障で高浸透圧利尿剤の点滴静注で一旦眼圧が落ち着いた後，再度眼圧が上昇しレーザーを含む手術を行う場合があるが，一旦点滴で治療が完結しており，同日に手術をしたとしても点滴手技料は算定可能である.

4）G012 結膜下注射 27 点

両眼に行った場合は，個々に算定できる. 注射後，疼痛を抑える，又は薬剤の吸収を促進する目的で行った罨法の点数は別に算定できない.

5）G012-2 自家血清の眼球注射 27 点

患者の血液を採取する場合は所定点数に採血料を加算する. 両眼に行っても片眼ごとの請求はできない.

6）G013 角膜内注射 35 点

両眼に行っても片眼ごとの請求はできない.

7）G014 球後注射 60 点

両眼に行っても片眼ごとの請求はできない.

8）G015 テノン氏嚢内注射 60 点

糖尿病網膜症や網膜静脈閉塞による黄斑浮腫の治療として球後やテノン氏嚢内に薬剤を注入する場合等で，両眼に行っても片眼ごとの請求はできない.

9）G016 硝子体内注射 580 点

加齢黄斑変性症，網膜静脈閉塞症による黄斑浮腫や糖尿病黄斑浮腫，血管新生緑内障，未熟児網膜症で承認された抗 VEGF 薬や糖尿病黄斑浮腫で承認されたステロイド剤を硝子体内に注射するときに算定できる. 抗菌剤，抗真菌剤，ケナコルト-A® 注射液やガスの注入には算定できない. また硝子体手術等の眼内手術時に抗 VEGF 薬注射を併用した場合，薬剤料は算定できても注射手技料は併算定できない. 適応外(未承認)薬剤である

表 1. 注射の区別

両眼に行った場合片眼ずつ算定できる注射	G012　結膜下注射	G016　硝子体内注射		
両眼に行った場合片眼ずつ算定できない注射	G012-2　自家血清の眼球注射	G013　角膜内注射	G014　球後注射	G015　テノン嚢内注射	G018　外眼筋注射（ボツリヌス毒素によるもの）

表 2. 硝子体内注射ができる薬剤と疾患一覧

商品名	一般名	適応疾患
ルセンティス®	ラニビズマブ	AMD, mCNV, RVO-ME, DME, ROP注
ラニビズマブ BS 硝子体内注射用キット 10 mg/mℓ「センジュ®」	ラニビズマブ後続 1	AMD, mCNV
アイリーア®	アフリベルセプト	AMD, mCNV, RVO-ME, DME, NVG
ベオビュ®	ブロルシズマブ	AMD
バビースモ®	ファリシマブ（遺伝子組換え）	AMD, DME
マキュエイド®	トリアムシノロンアセトニド	DME

AMD：中心窩脈絡膜新生血管を伴う加齢黄斑変性症
mCNV：病的近視における脈絡膜新生血管
RVO-ME：網膜静脈閉塞症に伴う黄斑浮腫　　DME：糖尿病黄斑浮腫
ROP：未熟児網膜症　　NVG：血管新生緑内障
注：ROP 適応はバイアルのみ．プレフィルドシリンジキットは適応外

ベバシズマブの硝子体注射では，当該点数は算定できない．

しかし，ケナコルト-A®注射液や抗生剤の硝子体注入は，硝子体注入・吸引術や前房穿刺又は注射（前房内注入を含む．顕微鏡下に行った場合は，180 点を加算する）が適応される．

糖尿病網膜症や網膜静脈閉塞による黄斑浮腫での効能を認可された抗 VEGF 薬を使用する場合，必ず黄斑浮腫とわかる病名・注記を忘れずに記載しないと査定の対象になる．

抗 VEGF 薬は，添付文書に広域抗菌点眼剤は本剤投与 3 日前から投与後 3 日まで投与することと明記されているため，眼科周術期の無菌化療法としての抗菌点眼剤の処方料は，周術期であることを注記すれば認められる（表 1）．

現在認可されている薬剤（表 2）は，ラニビズマブ（ルセンティス®），ラニビズマブ後続 1（ラニビズマブ BS 硝子体注射用キット 10 mg/mℓ「センジュ®」），アフリベルセプト（アイリーア®），ブロルシズマブ（ベオビュ®），ファリシマブ（遺伝子組換え）（バビースモ®），トリアムシノロンアセトニド（マキュエイド®）の 6 種である．

薬剤によって適応症が異なるので注意を要する．ラニビズマブ，アフリベルセプト，トリアムシノロンアセトニドの投与において糖尿病網膜症のみでは査定の対象になる．

10）G018 外眼筋注射（ボツリヌス毒素を用いた場合）1,500 点

2015 年から斜視の治療薬として A 型ボツリヌス毒素製剤（ボトックス®）が承認されている．適応は成人，12 歳以上の斜視患者で，当該注射の実施に当たっては，関連学会の定める手引きを遵守することとされている[1]．

麻　酔

1）L006 球後麻酔及び顔面・頭頸部の伝達麻酔（瞬目麻酔及び眼輪筋内浸潤麻酔を含む）150 点

球後麻酔と顔面伝達麻酔を同時に行った場合は，主たるもののみで算定し，重複して算定できない．使用した麻酔の薬剤料と合わせて請求する．

現在では，多くの眼内手術が 4％キシロカイン®点眼麻酔やテノン嚢下麻酔や前房内麻酔で行われるが，点眼麻酔及び前房内麻酔には麻酔手技料が設定されていないので，薬材料のみの請求になる．

2）低濃度笑気ガス麻酔

手術に対して強い恐怖心や不安感がある方や痛みを感じやすい患者に対して低濃度笑気ガス麻酔器を用いる麻酔法を用いる場合に算定できる.

（ⅰ）L000 迷もう麻酔 31 点

麻酔時間が 10 分未満の場合.

（ⅱ）L007 開放点滴式全身麻酔 310 点

麻酔時間が 10〜20 分の場合.

いずれも麻酔時間の要件以外に笑気の使用量等の具体的な要件はない.

3）L100 神経ブロック（局所麻酔剤又はボツリヌス毒素使用）400 点

眼瞼痙攣, 片側顔面痙攣, 痙性斜頸, 上肢痙縮又は下肢痙縮の治療目的でボツリヌス毒素を用いた場合に算定できる.

文　献

1）佐藤美保, 石川　均：斜視に対するボツリヌス療法に関するガイドライン. 日眼会誌, **124**：501-502, 2020.

MB OCULI. No. 115：37−43, 2022

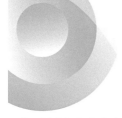

特集／知っておきたい！眼科の保険診療

白内障手術の診療報酬請求

原 信哉*

Key Words： 白内障(cataract)，麻酔(anesthesia)，合併症(complication)，診療報酬(medical fee)，白内障手術(cataract surgery)

Abstract：白内障手術は眼科で広く行われている手術であるが，手技や使用する器具，麻酔法，周術期に使用する薬剤等は術者によって違いがある．また，術中や術後の合併症に対する追加の手技，術後の眼内レンズの状態によって再手術を行う場合等，どのように算定したら良いか迷うことも少なくない．本稿では白内障手術に関する保険請求について，術前検査ならびに説明，麻酔，周術期に用いる薬剤の算定，周術期の合併症に対する追加の手技の算定，選定療養に関する算定等について注意すべき点を解説する．

はじめに

白内障手術は眼科で広く行われている手術であるが，手技や使用する器具，麻酔法，周術期に使用する薬剤等は術者によって違いがある．本稿では白内障手術に関する保険請求について注意すべき点を解説する．

術前検査ならびに説明

白内障手術を行う場合，十分な説明に基づく同意を得て，診療録に記載する必要がある．個別，または複数人を集めて説明を行った場合でも，手術に関する説明は手術手技料に含まれるため，外来管理加算は算定できない．

術前検査として細菌培養同定検査を行う場合，月1回程度に限り，＜D018 細菌培養同定検査 5 その他の部位からの検体＞を算定可能である．

＜D269-2 光学的眼軸長測定＞と＜D215 超音波検査 1 A モード法＞の併算定は，必要があっ

て行われた場合には同日でも別日であっても認められるが，必要性について詳記を要する．しかし，例えば「光学的眼軸長測定と A モード法の測定誤差があるため」等の詳記を行い，全例に併施することは過剰である．

コントラスト感度検査は，水晶体混濁があるにもかかわらず矯正視力が良好な白内障患者で，白内障手術適応の判断が必要な場合，手術の前後においてそれぞれ1回に限って算定できる．紹介患者等で自施設では術後のみ測定した場合，詳記があれば算定可能な場合はあるが，術前の矯正視力が不明な場合には算定できない．また，数日〜数週間の間隔で両眼の手術を予定している場合，手術の前後1回ずつのみ算定可能で，手術眼ごとの算定は認められない．

術前の検査の項目に関しては，日本臨床検査医学会の基本的検査が基準となる．一般的な項目を表1に示す．個々の症例に合わせて検査内容を選択する必要がある．

* Shinya HARA，〒037-0036 五所川原市中央 1-40-2 はら眼科，院長

表 1. 白内障手術前に行う検査の一般的内容

1	尿検査	色調, 混濁, 比重, タンパク, 糖, 潜血
2	血液検査	白血球数, ヘモグロビン, ヘマトクリット, 赤血球数, 赤血球指数, 血小板数
3	生化学検査	TP, Alb, T-Bil, I-Bil, AST, ALT, LD, ALP, γ-GT, コリンエステラーゼ, 尿素窒素, クレアチニン, 尿酸, 随時血糖, 総コレステロール, 中性脂肪
4	感染症に関する検査	HBs 抗原検査, HCV 抗体, 梅毒血清反応
5	胸部単純 X 線撮影	
6	心電図検査	
7	凝固スクリーニング検査	PT, APTT, フィブリノゲン

麻 酔

　白内障手術に用いられる麻酔としては，点眼麻酔，瞬目麻酔，テノン嚢下麻酔，前房内麻酔，球後麻酔，低濃度笑気ガス麻酔等が用いられている．薬剤の算定に当たっては，薬価が15円を超える場合は，薬価から15円を控除した額を10円で除して得た点数につき1点未満の端数を切り上げて得た点数に1点を加算して得た点数とする．薬価が15円以下である場合は算定しない．

　点眼麻酔，瞬目麻酔，テノン嚢下麻酔，球後麻酔に関しては，実際に使用した薬剤を算定する．リドカイン(エピレナミン含有を含む)，ブピバカイン，レボブピバカイン，ロピバカイン等を用い，実際に使用した適正な量を算定し，過剰な場合は詳記が必要である．瞬目麻酔，テノン嚢下麻酔，球後麻酔を行った場合には，<L006 球後麻酔及び顔面・頭頸部の伝達麻酔(瞬目麻酔及び眼輪筋内浸潤麻酔を含む)>を算定できる．ただし複数の麻酔法を同時に行っても重複して算定はできない．

　前房内麻酔はリドカインを希釈して前房内に注入する方法であり，キシロカイン注ポリアンプを用いた場合は薬剤のみ算定可能である．

　低濃度笑気ガス麻酔は手術に対する恐怖や不安がある患者，痛みの閾値が低い患者等が適応とな

る．麻酔器に接続した時間(開始時間)から離脱するまでの時間(終了時間)が10分未満の場合は<L000 迷もう麻酔>で算定する．10分以上の場合は，<L007 開放点滴式全身麻酔>で算定する．20分以上の場合は<L008 マスク又は気管内挿管による閉鎖循環式全身麻酔 5 その他の場合 ロイ以外の場合>に該当すると考えることもできるが，低濃度笑気ガス麻酔の使用目的や手術手技等を考慮すると，20分を超えても，<L007 開放点滴式全身麻酔>で請求すべきである．いずれの場合も，麻酔チャート等，正確な記録が求められる．また，いずれの麻酔法でも笑気ガス，酸素については使用した分量を請求できる．白内障手術で低濃度笑気ガス麻酔を必要とする症例は限られるため，傾向的に算定することは過剰と考えられ，使用した場合には詳記が必要と考えられる．

術前に用いる薬剤

　術前には抗菌薬，抗炎症薬が用いられる．術前に抗菌薬を投与する場合には，「周術期無菌化療法」の詳記をして処方する．抗炎症薬については，ジクロフェナク，ネパフェナクが使われている．ネパフェナクについては手術前日からの点眼が認められており，術前の処方が可能である．ジクロフェナクについては，手術前(3時間前, 2時間前, 1時間前, 30分前)の投与とされているため，1回

0.2 m*l* として 0.8 m*l* までは請求できるが，一般的には術前の処方は認められない．散瞳薬については，トロピカミド＋フェニレフリン，フェニレフリンを使用可能である．散瞳不良例等では頻回の点眼を行う場合もあり，一般的には使用した分の算定が認められる．

術中に用いる薬剤

手術中に用いる薬剤として主なものは外皮用消毒薬，眼灌流液と粘弾性物質である．

外皮用消毒薬は手術の点数に含まれ算定できない．粘膜（角結膜）に対する消毒薬は算定可能で，ヘキザック®水 W または PA・ヨードいずれか一方を用いる．

眼灌流液としてはオキシグルタチオンが使用可能である．白内障手術における使用量は一般的には 60〜240 m*l* とされているため，通常は 300 m*l* または 500 m*l* で算定する．全例に 300 m*l* を 2 本の算定は過剰と考えられる．

粘弾性物質は，一般的な使用量は 1 m*l* 程度と考えられる．近年では，分散型，凝集型等，性質の異なる粘弾性物質を組み合わせて使用することも多いが，その場合も 2 種類 2 本まで，総量は 1 m*l* を大きく超えないのが原則である．眼灌流液，粘弾性物質については，症例により，また術中合併症等により多くの量を必要とする場合もあるが，この場合は詳記して使用した分を算定する．手術中に縮瞳が必要となった場合は，アセチルコリン塩化物（オビソート®注射用 0.1 g，ノイコリンエー）を「術中の迅速な縮瞳」を目的として使用することが審査上認められている．

手術終了時に抗菌薬の点眼薬，眼軟膏を用いた場合，一般的には点眼薬は 0.2 m*l* 程度，眼軟膏は 0.2 g 程度が標準である．ただし短期滞在手術等基本料を算定した場合には包括されるので注意を要する．また，感染予防のため抗菌薬の全身投与も可能である（ただし，「術後感染予防抗菌薬適正使用のための実践ガイドライン（追補版）」では，リスク因子なしの水晶体再建術では，予防抗菌薬

の全身投与は必ずしも必要ではないとされているため，必要最小限の投与とする）．眼灌流液に抗菌薬を注入して用いる場合もあるが，目的外使用のため算定できない．細かな点であるが，周術期の血管確保の際にプラスチックカニューレ型静脈内留置針を使用する際には詳記が必要で，全例での算定は過剰である．

術後に用いる薬剤

内眼手術後には抗菌薬，抗炎症薬の点眼が用いられる．投与期間については一般的には抗菌薬は術後 1〜3 か月程度，抗炎症薬は術後 3〜6 か月程度と考えられるが，症例により異なり，一概に規定するのは困難である．感染リスクの高い症例では，術後に内服（5 日程度），内服ができない場合は点滴（3 日程度）による全身投与も可能であるが，それ以上にわたって投与が必要な場合には詳記が必要である．

手術中の合併症や追加の手技に関する算定方法

1．後嚢破損やチン氏帯断裂等により硝子体切除が必要となった場合

白内障手術中に後嚢破損やチン氏帯断裂等があり，手術中に前部硝子体切除術を併用した場合であっても，一般的には主たる手術で請求するため，全例に＜K279 硝子体切除術＞を併算定することは適切でない．しかし，前部硝子体切除術を行い，さらに眼内レンズを縫着した場合には，＜K282 水晶体再建術 1 イ 縫着レンズを挿入するもの＞（主）＋＜K279 硝子体切除術＞（従）の併算定が認められることもある．また，水晶体の一部が眼内，網膜面近くまで落下し，3 ポートを設置して硝子体切除術を行った場合は，＜K280 硝子体茎顕微鏡下離断術 2 その他のもの＞を算定できる場合もある．いずれの場合も詳記が必要である．このような場合には，粘弾性物質を多く使用する場合もあり，その場合は必要性を詳記したうえで，使用した分を請求する．

2．急性緑内障発作等により狭隅角があり，硝子体切除を併用した場合

急性緑内障発作等により，前房の形成が不良の場合，白内障手術を安全に行うために硝子体切除術を併用する場合もある．近年はヒーロンV®の登場により硝子体切除術を要する症例は非常に稀になっていると考えられる．やむを得ず行った場合には＜K279 硝子体手術＞との併算定が認められるが，詳記が必要である．

3．水晶体嚢拡張リングを使用した場合

チン小帯の脆弱・断裂を有する症例に対して，水晶体嚢拡張リング（CTR）を使用した場合には，＜K282 水晶体再建術＞に規定されている「注1」を算定可能である．この場合には，診療報酬明細書に詳記を要する．CTRの使用に当たっては，「水晶体嚢拡張リング使用ガイドライン」を遵守し，日本眼科学会の指導下で製造販売業者等が実施する講習会を受講する必要がある．CTRを手術中に一時的に使用し，終了時に摘出した場合でも「注1」の加算は認められる．また，＜K268 6 水晶体再建術併用眼内ドレーン挿入術＞においても白内障手術と同様の手技を行うが，この場合にはCTRを使用しても加算は認められない．

4．呼吸心拍監視を行った場合

重篤な心機能障害もしくは呼吸機能障害を有する患者またはそのおそれのある患者に対して，常時監視を行っている場合に算定できる．算定に当たっては，心電曲線，心拍数等の観察結果を診療録に記載しておく必要がある．また，該当する患者において手術中にトノメトリー法により連続血圧測定を行った場合には，＜D225-2 非観血的連続血圧測定＞を同時に算定できる．

5．計画的に後嚢切開を行う場合

小児の白内障手術の際には術後に後発白内障を高率に発症するため，あらかじめ後嚢切開を行っておく場合がある．この場合は，＜K282 水晶体再建術 3 計画的後嚢切開を伴う場合＞を算定する．ただし16歳未満の患者に対して手術が行われた場合に限り算定できる．この場合の後嚢切開

は，経毛様体扁平部あるいは強膜創いずれから行った場合も同様の算定となる．

術後に再度手術が必要となる場合の算定方法

1．乱視用眼内レンズの軸ずれを補正する場合

乱視用眼内レンズを使用し，術後に軸ずれを生じて修整が必要になった場合，＜K269 虹彩整復・瞳孔形成術＞で算定可能であるが，必要性について詳記を要する．使用した粘弾性物質も算定可能である．

2．眼内レンズの偏位を修復する場合

術後に眼内レンズの偏位を修復する場合には，単純に偏位を矯正した場合は，＜K269 虹彩整復・瞳孔形成術＞で算定する．使用した粘弾性物質も算定可能である．偏位が大きく，既存の眼内レンズを摘出して新たな眼内レンズを挿入した場合（毛様溝固定した場合も含む）は，＜K282 水晶体再建術 1 眼内レンズを挿入する場合 ロ その他のもの＞，新たな眼内レンズを強膜内固定した場合には，＜K282 水晶体再建術 1 眼内レンズを挿入する場合 イ 縫着レンズを挿入するもの＞で算定する．その際，硝子体切除が必要となった場合は＜K279 硝子体切除術＞を追加で算定する．また，既存の眼内レンズが網膜面近くまで落下しており，既存のレンズ摘出に際して3ポートを設置して硝子体切除を行った後に，新たな眼内レンズを毛様溝固定や強膜内固定する難症例の場合には，＜K282 水晶体再建術＞に加えて，＜K280 硝子体茎顕微鏡下離断術 2 その他のもの＞で算定する．眼内レンズ挿入に使用した粘弾性物質も算定可能である．いずれの場合も，再手術を要した理由について詳記が必要である．

3．前房内に残存した皮質等を除去する場合

白内障手術後，前房内に皮質の一部が残留し，除去が必要となった場合には，＜K282-2 後発白内障手術＞で算定する．原則として粘弾性物質の算定は認められない．

4．屈折度数ずれのための再手術

手術後何らかの原因により，予定していた屈折

と大きな誤差を生じ，眼内レンズを入れ替える場合には，＜K282 水晶体再建術 1 眼内レンズを挿入する場合 ロ その他のもの＞で算定する．また，ピギーバック法により屈折誤差を修整する場合も＜K282 水晶体再建術 1 眼内レンズを挿入する場合 ロ その他のもの＞で算定する．いずれも使用した粘弾性物質も算定可能であり，手術の必要性も含めて詳記が必要である．患者希望のみによる眼内レンズの入れ替え，例えば「術前は近方が見えることを希望し，その通りの屈折となったが，やはり遠方が見えるようにしてもらいたい」等により入れ替えを行った場合には，保険適用とはならないことに注意すべきである．

5．手術から期間をおいて縫合糸を抜糸する場合

白内障手術で用いた縫合糸の抜糸が必要になった場合は，＜K248-2 顕微鏡下角膜抜糸術＞で算定する．

6．前後嚢の混濁または収縮の場合

一般的な後発白内障に対して，YAG レーザーで後嚢切開を行った場合には，＜K282-2 後発白内障手術＞を算定する．前嚢収縮に対して YAG レーザーを行った場合や，観血的に後嚢切開を行った場合も同じ術式で算定可能である．

7．術後眼内炎

術後眼内炎は失明につながる重篤な合併症であり，その程度により周術期に用いる抗生剤の投与量等も異なる．眼内炎予防のため，注射用抗生剤を灌流液に混合し，眼内灌流や術野散布に用いる施設もあるが，この場合は適用外の使用となるため算定できない．一般的には3〜5日程度とされている術後の抗菌薬の点滴や内服の使用日数については，重症度に応じて医師の裁量によることとなる．一般的な用法，用量を逸脱する場合には詳記が必要となる．選定療養や先進医療，自由診療で白内障手術が行われた場合であっても，術後の眼内炎については術前には予測不可能な合併症と考えられるため，白内障手術と眼内炎の治療を行う施設が同一であるかどうかにかかわらず保険請求が可能である．

選定療養に関する注意事項

2020 年（令和 2 年）4 月 1 日より，それまでは先進医療として実施されてきた多焦点眼内レンズを用いた白内障手術が，選定療養となった．選定療養で行われる白内障手術に関して注意すべき点について説明する．

1．術後に眼内レンズの入れ替えが必要となった場合

多焦点眼内レンズを用いた白内障手術を選定療養で行った後，見え方に関する不満，例えばグレアやハローにより，眼内レンズの入れ替えが必要となった場合は，入れ替え手術をどこの医療機関で行うかにかかわらず保険診療とはならない．多焦点眼内レンズのメリット，デメリットに加えて，このことを術前に説明しておく必要がある．

2．術後にレンズの偏位，脱臼，眼内炎等を発症し，再手術が必要となった場合

多焦点眼内レンズを用いた白内障手術後に，眼内レンズの偏位，脱臼，術後眼内炎等，術前には予測不可能であった合併症に対する治療は，治療を受ける施設にかかわらず保険診療の対象となる．この場合は詳記が必要である．

3．複数手術に関して

選定療養となり水晶体再建術に係る部分は保険請求が可能となった．しかし，緑内障手術，硝子体手術と同時に多焦点眼内レンズを用いた白内障手術を行うことは，日本眼科学会の「多焦点眼内レンズに係る選定療養に関する指針」の除外基準に「術後視機能に影響を与える角膜疾患，ドライアイ，緑内障，ぶどう膜炎，網膜疾患，視神経疾患等の眼合併症を有するもの」と記されていることから，複数手術の請求が可能であっても，選定療養の適正実施の観点から望ましくない．同様に，＜K268 6 水晶体再建術併用眼内ドレーン挿入術＞に多焦点眼内レンズを用い，多焦点眼内レンズの費用として選定療養と同等の額を患者へ請求することはできない．

表 2．短期滞在手術等基本料 1 の対象となる手術一覧

1 　短期滞在手術等基本料 1(日帰りの場合)
イ　麻酔を伴う手術を行った場合　2,947 点
ロ　イ以外の場合　2,718 点
※眼科関連の対象手術：
K202　涙管チューブ挿入術 1 涙道内視鏡を用いるもの
K217　眼瞼内反症手術 2 皮膚切開法
K219　眼瞼下垂症手術 1 眼瞼挙筋前転法
K219　眼瞼下垂症手術 3 その他のもの
K224　翼状片手術(弁の移植を要するもの)
K254　治療的角膜切除術 1 エキシマレーザーによるもの 　　　　(角膜ジストロフィー又は帯状角膜変性に係るものに限る)
K268　緑内障手術 6 水晶体再建術併用眼内ドレーン挿入術
K282　水晶体再建術

表 3．短期滞在手術等基本料 1 の施設基準

○「厚生労働省告示第五十五号(令和 4 年 3 月 4 日)」によるもの
(1) 手術を行うにつき十分な体制が整備されていること．
(2) 短期滞在手術を行うにつき回復室その他適切な施設を有していること．
(3) 当該回復室における看護師の数は，常時，当該回復室の患者の数が四又はその端数を増すごとに一以上であること．

○「基本診療料の施設基準等及びその届出に関する手続きの取扱いについて(保医発 0304 第 2 号(令和 4 年 3 月 4 日)」によるもの
(1) 手術を行う場合にあっては，術後の患者の回復のために適切な専用の病床を有する回復室が確保されていること．ただし，当該病床は必ずしも許可病床である必要はない．
(2) 看護師が常時患者 4 人に 1 人の割合で回復室に勤務していること．
(3) 手術を行う場合にあっては，当該保険医療機関が，退院後概ね 3 日間の患者に対して 24 時間緊急対応の可能な状態にあること．又は当該保険医療機関と密接に提携しており，当該手術を受けた患者について 24 時間緊急対応が可能な状態にある保険医療機関があること．
(4) 短期滞在手術等基本料に係る手術(全身麻酔を伴うものに限る)が行われる日において，麻酔科医が勤務していること．
(5) 術前に患者に十分に説明し，「診療報酬の算定方法の一部改正に伴う実施上の留意事項について」における別紙様式 8 を参考として同意を得ること．

4．自由診療で手術が行われた場合

薬事承認を受けた多焦点眼内レンズを挿入する場合，本来は選定療養を適応すべきであるが，何らかの理由により自由診療を選択した場合，術前検査および期間に関係なく手術に関連する術後の検査すべてが全額自由診療となる．術前検査を保険診療で行い，後日，自費で手術を施行した場合は，術前検査月のレセプトを取り下げなければならない．

短期滞在手術等基本料に関する注意事項

短期滞在手術等基本料は，短期滞在手術等(日帰り手術，1 泊 2 日入院による手術及び 4 泊 5 日入院による手術及び検査)を行うための環境及び当該手術を行うために必要な術前・術後の管理や

定型的な検査，画像診断等を包括的に評価したものであり，必要な要件を満たしている保険医療機関(DPC 対象病院を除く)で白内障手術を行った場合に，短期滞在手術等基本料を算定できる．令和 4 年 4 月の診療報酬改定において，短期滞在手術等基本料 1 ならびに 3 の対象手術が変更となった．眼科領域で短期滞在手術等基本料 1 の対象となる手術を表 2 に，施設基準を表 3 に示す．施設基準に挙げられている診断書の様式(図 1)については，内容が網羅されていれば独自のものを用いても問題ない．

眼科診療所において行われることが多い＜K282 水晶体再建術＞は短期滞在手術等基本料 1 の対象手術となっており，同一の日に入退院した場合や外来手術の場合に，局所麻酔で手術を

短期滞在手術同意書

（患者氏名）　　　　　　　　　殿

平成　　年　　月　　日

病　　　　　名	
症　　　　　状	
治　療　計　画	
検査内容及び日程	
手術内容及び日程	
手術後に起こりうる 症状とその際の対処	

（主治医氏名）　　　　　　　　　印

　私は、現在の疾病の診療に関して、上記の説明を受け、十分に理解した上で短期滞在手術を受けることに同意します。

（患者氏名）　　　　　　　　　印

図 1. 短期滞在手術等基本料 1 に必要な同意書. 別紙様式 8

行った場合は＜A400 短期滞在手術等基本料 1（日帰りの場合）ロ　イ以外の場合 2,718 点＞を算定できる. 再診料は所定点数に含まれるため, 別に算定はできない. 許可病床である必要はないため, 無床の診療所でも算定可能であるが, 表 3 に掲載する施設基準を満たし, 届出していることが必要である. 術前に行う採血については当該基本料に包括されるため, 別に請求できない. 短期滞在手術等基本料 3 については, 入院の稿を参照されたい.

MB OCULI. No. 115：44－50, 2022

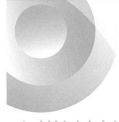

特集／知っておきたい！眼科の保険診療

白内障手術以外の眼科手術全般の診療報酬請求

柳田和夫*

Key Words：緑内障手術(glaucoma surgery)，網膜硝子体手術(vitreoretinal surgery)，角膜手術(corneal surgery)，結膜・眼瞼手術(conjunctival・lid surgery)，斜視手術(strabismus surgery)

Abstract：手術的治療が必要な疾患であっても，手術の算定方法に迷うことがある．
　開放隅角緑内障は，1回の手術で眼圧を長期にわたってコントロールすることができず，複数回の手術を必要とすることがある．網膜硝子体疾患でも，複数回の手術を必要とする場合があり，2回目以降の手術の算定方法について迷うこともある．
　これらの手術の算定方法等について解説したい．

眼瞼の手術

1．眼瞼腫瘍に対する手術

　長径2cm未満の眼瞼腫瘍に対する手術は，単純切除後に，縫合を行った場合でも，縫合を行わないopen treatmentを行った場合でも，＜K005皮膚，皮下腫瘍摘出術(露出部) 1 長径2cm未満＞を算定する．＜K215-2 眼瞼結膜腫瘍手術＞は，眼瞼結膜に生じた良性腫瘍摘出手術で，外科的治療が眼瞼，結膜に及ぶ場合に算定する．

2．眼瞼内反症に対する手術

　①内眼角贅皮と眼瞼内反症を合併した症例に対して，＜K223-2 内眥形成術＞と＜K217 眼瞼内反症手術＞の同時手術を行っても，同一手術野であるため，併算定することはできない．
　②結膜の瘢痕収縮による眼瞼内反症に対して口腔粘膜移植を行った場合は，＜K223 結膜嚢形成手術 1 部分形成＞を算定できるが，通常の内反症に対しては，＜K217 眼瞼内反症手術 1 縫合法＞あるいは＜K217 眼瞼内反症手術 2 皮膚切開法＞を算定する．

③退行性下眼瞼内反症に対して，下制筋の前転を行った場合，新設された＜K217 眼瞼内反症手術 3 眼瞼下制筋前転法＞を算定する．

3．眼瞼下垂症に対する手術

　眼瞼下垂には，①腱膜性眼瞼下垂，②神経原性・先天性眼瞼下垂，③偽性眼瞼下垂(眼瞼皮膚弛緩症等)がある．

①腱膜性眼瞼下垂

　ミュラー筋短縮術，挙筋腱膜前転術，挙筋短縮術が施行されるが，いずれの場合も，＜K219 眼瞼下垂症手術 1 眼瞼挙筋前転法＞を算定する．

②先天性眼瞼下垂

　上眼瞼挙筋やミュラー筋が機能していない場合は，側頭筋膜や大腿筋膜を利用した吊り上げ術が施行されることがあるが，この場合は，＜K219 眼瞼下垂症手術 2 筋膜移植法＞を算定することができる．しかし，人工硬膜(ゴアテックス®)や縫合糸を利用して眼瞼吊り上げを行った場合は，筋膜の採取が行われていないので，＜K219 眼瞼下垂症手術 3 その他のもの＞を算定する．

③眼瞼皮膚弛緩症

　弛緩した皮膚が瞳孔領を覆い，見にくさの原因となっている場合，眉毛下皮膚切除や瞼縁皮膚切

＊Kazuo YANAGIDA，〒421-0104　静岡市駿河区丸子芹が谷町9-1　やなぎだ眼科医院，院長

除を行う．この場合は，＜K219 眼瞼下垂症手術 3 その他のもの＞を算定する．眼瞼下垂がない場合は，眼瞼内反症ありと注記し，＜K217 眼瞼内反症手術 1 縫合法＞を準用することができる．

結膜の手術

1．眼窩脂肪ヘルニア

結膜，テノン，被膜を切開し，脱出した眼窩脂肪を切除した後に，結膜縫合を行った場合は，＜K223 結膜嚢形成手術 1 部分形成＞を算定する．＜K234 眼窩内腫瘍摘出術（表在性）＞は，眼窩縁の皮膚切開または結膜切開で，脱出した眼窩脂肪塊を眼窩内で切除し，眼窩骨膜や眼窩隔膜に処理を加える場合に算定できる．ただし，施設基準を満たす必要がある．

2．結膜弛緩症

結膜弛緩症に対して，弛緩した結膜を切除して縫合した場合，＜K223 結膜嚢形成手術 1 部分形成＞を算定する．

3．結膜嚢胞

単に嚢胞の穿刺排液を行った場合は，結膜嚢胞穿刺というコメントを付けて＜J086 眼処置＞を算定する．結膜切開し嚢胞を摘出した場合は＜K222 結膜下異物除去術＞を，その後，結膜縫合を行った場合は＜K220 結膜縫合術＞を算定する．

涙道疾患の手術

平成 28 年 3 月 4 日付け保医発第 0304 第 7 号「特定保健医療剤材料の材料価格算定に関する留意事項について」の 3(12) イに「ブジー付きチューブは，涙嚢鼻腔吻合術又は涙小管形成術に使用した場合は算定できない」と記載されていることから，＜K204 涙嚢鼻腔吻合術＞または＜K206 涙小管形成手術＞に使用したブジー付き涙液・涙道シリコンチューブは算定できない．ブジーなしシリコンチューブは，ブジー付きシリコンチューブからブジーのみを省いたチューブで，素材や構造は全く同じものであり，ブジー付きチューブと同様，算定することはできない．

1．涙小管閉塞症の手術

＜K202 涙管チューブ挿入術＞を算定する．内視鏡を用いた場合は，1 涙道内視鏡を用いるものを，用いなかった場合は，2 その他のものを算定する．この手術には，涙液・涙道シリコンチューブを算定することができる．

2．外傷性涙小管断裂に対する手術

眼外傷による涙小管断裂に対する手術は，＜K206 涙小管形成手術＞を算定する．涙液・涙道シリコンチューブは算定できない．

3．涙小管炎，涙点閉鎖に対する手術

涙小管炎に対する菌塊の除去や涙点閉鎖に対する涙点拡張は，＜K199 涙点，涙小管形成術＞を算定する．シェーグレン症候群等に対する涙点縫合も，この手術を算定する．

4．鼻涙管閉塞症に対する手術

鼻内法でも鼻外法でも，＜K204 涙嚢鼻腔吻合術＞を算定する．

総涙点閉鎖を合併している場合でも，涙液・涙道シリコンチューブを算定することはできない．

斜視の手術

①片眼の 2 筋（例えば外直筋と上直筋）の後転を行った場合，同一視野となるため，2 筋を後転した場合でも＜K242 斜視手術 2 後転法＞のみの算定となる．

②両眼の後転を行った場合，＜K242 斜視手術 2 後転法＞×2 となる．

③直筋の前転あるいは後転と斜筋手術を併施した場合，＜K242 斜視手術 5 直筋の前後転法及び斜筋手術の併施＞を算定する．

④令和 4 年の診療報酬改定で新設された＜K242 斜視手術 6 調節糸法＞は，麻痺性斜視，機械性斜視，再手術例等，矯正効果の予測が難しい例が適用とされ，通常の斜視手術に比べて手術時間も長くなる．本手術の必要性や手術内容の詳記なしで算定可能である．

角膜疾患の手術

1. 角膜移植術

　＜K259 角膜移植術＞には，表層角膜移植術（LKP），深層層状角膜移植術（DALK），全層角膜移植術（PKP）がある．これらには，技術度や手術時間に違いはあるが，すべて＜K259 角膜移植術＞を算定することになる．レーザーを使用した場合は，レーザー加算を算定する．

2. 角膜内皮移植術

　角膜内皮を薄い実質とともに移植する DSAEK（Descemet's stripping automated endothelial keratoplasty）と，デスメ膜と内皮細胞だけを移植する DMEK（Descemet's membrane endothelial keratoplasty）がある．両手術には，技術度や手術時間の違いはあるが，いずれも内皮移植加算を算定する．

　粘弾性物質のなかには，角膜移植の適応がないものがあるので，注意を要する．

　角膜移植に使用される角膜の斡旋手数料は，角膜移植の手技料に包括され，別に請求することはできない．

3. 帯状角膜変性症

　EDTA 等を用いて沈着物を除去した場合は，＜K254 治療的角膜切除術 2 その他のもの＞を算定し，エキシマレーザーを用いた場合は，＜K254 治療的角膜切除術 1 エキシマレーザーによるもの＞を算定する．

緑内障の手術

1. 急性原発閉塞隅角緑内障

　虹彩切開術（あるいは虹彩切除術）や水晶体摘出術による瞳孔ブロック解除が根本的治療であり，治療の第一選択とされている．発作眼に対する水晶体摘出術は，高張浸透圧薬等によって高度の眼圧上昇を鎮静化させてから水晶体摘出を行う必要があり，散瞳が不良であったり，チン氏小帯が脆弱化していたりする場合もあるため，注意が必要である．

2. 白内障を合併した偽落屑緑内障

　手術の選択肢はいくつかあるが，水晶体再建術と流出路再建術あるいは濾過手術の併施や水晶体再建術併用眼内ドレーン挿入術が考えられる．

　流出路再建術としては，＜K268 緑内障手術 2 流出路再建術 イ 眼内法＞と＜K268 緑内障手術 2 流出路再建術 ロ その他のもの＞がある．請求方法は，行った流出路再建術＋水晶体再建術×50/100 を算定する．眼内法としては，スーチャートラベクロトミーやトラベクトーム®，マイクロフック，カフークデュアルブレードを用いた眼内からの線維柱帯切開術（いわゆる MIGS）が対象となる．

　流出路再建術後の合併症としてみられる前房出血に対して前房洗浄を行った場合は，＜J087 前房穿刺又は注射 180 点 注 顕微鏡下で行った場合は顕微鏡下加算 180 点＞を算定する．したがって，DPC 対象病院では，入院料に包括され算定できない．ただし，外傷性前房出血で，凝固した血液が前房を満たし，眼圧上昇も認められる場合，洗浄で凝固した血液を取り除くことはできないため，硝子体カッター等を用いて除去する必要がある．この場合は，＜K274 前房，虹彩内異物除去術＞を算定することができる．

　流出路再建術を行ったにもかかわらず十分な眼圧下降が得られず，再手術が必要となった場合，再手術までの期間に関係なく，実施した手術を算定することができる．

　＜K268 緑内障手術 2 流出路再建術 イ 眼内法＞を単独で行う場合，使用した粘弾性物質は，適応がないため算定することはできない．

　濾過を行う手術としては，＜K268 緑内障手術 3 濾過手術＞，＜K268 緑内障手術 4 緑内障治療用インプラント挿入術（プレートのないもの）＞，＜K268 緑内障手術 5 緑内障治療用インプラント挿入術（プレートのあるもの）＞がある．請求方法は，行った手術に水晶体再建術×50/100 を加えたものを算定する．

　水晶体再建術併用眼内ドレーン挿入術は，白内

表 1. 複数手術に係る費用の特例に関する告示・通知

別表第一

K259 角膜移植	K279 硝子体切除術
	K280 硝子体茎顕微鏡下離断術
	K281 増殖性硝子体網膜症手術
	K282 水晶体再建術
K268 緑内障手術	K280 硝子体茎顕微鏡下離断術
	K281 増殖性硝子体網膜症手術
	K282 水晶体再建術
	K284 硝子体置換術
K282 水晶体再建術	K274 翼状片手術(弁の移植を要するもの)
	K277-2 黄斑下手術
	K279 硝子体切除術
	K280 硝子体茎顕微鏡下離断術
	K281 増殖性硝子体網膜症手術

同一手術野又は同一病巣につき，別表第一の左欄に掲げる手術とそれぞれ同表の右欄に掲げる手術とを同時に行った場合は，主たる手術の所定点数と従たる手術(一つに限る)の所定点数の100分の50に相当する点数とを合算して算定する.

障手術と同時に行ったときにのみ算定可能で，白内障手術後にドレーン挿入のみを算定することはできない.

術後，過剰濾過のため，低眼圧となり前房が消失した症例に対して，粘弾性物質を前房内に注入し，粘弾性物質を算定してくる医療機関がある. しかし，粘弾性物質は適応がないため，算定することができない. <J087 前房穿刺又は注射 180点 顕微鏡下加算 180点>の算定となる. 結膜上から強膜縫合を行った場合は<K246 角膜・強膜縫合術>を算定する. 濾過胞からの漏出があり，結膜を縫合した場合は，<K220 結膜縫合術>を算定する.

術後，眼圧下降が十分ではなく，強膜弁を縫合した糸を，レーザーを用いて切糸した場合，手術日から起算して14日以内の場合は，<J000 1 創傷処置>が算定できる. 手術日から起算して14日以降の場合は，<J086 眼処置>を算定する. ただし，処置内容を注記する必要がある.

レーザー切糸を行っても眼圧が下降せず，針やナイフを用いて癒着を剥離するニードリングを行った場合は，<K268 緑内障手術 7 濾過胞再建術(needle 法)>を算定する. このニードリングを同月内で複数回施行することは認められるが，必要であった理由を詳記する必要がある.

結膜切開及び剥離を行って強膜弁を露出して濾過を確認し，濾過胞を再建した場合は，<K223 結膜嚢形成手術 1 部分形成>を算定する. それでも眼圧コントロールができず，別の場所に濾過手術を行ったり，他の緑内障手術を行ったりした場合，行った手術を算定することができる.

複数回の線維柱帯切除術や濾過胞再建術にもかかわらず，眼圧コントロールができない難治性症例に対して，緑内障チューブシャント手術<K268 緑内障手術 5 緑内障治療用インプラント挿入術(プレートのあるもの)>を行うことがある. 硝子体腔内チューブ挿入法では，硝子体を十分に切除する必要があるため，硝子体手術を同時に行う. このときに，硝子体手術の適応病名がある場合や症状詳記がある場合は，複数手術に係る費用の特例(表1)により，<K280 硝子体茎顕微鏡下離断術>を併算定することができる.

網膜・硝子体疾患の手術

1. 裂孔原性網膜剥離

図1のような裂孔原性網膜剥離に対して網膜光凝固を試みたが，剥離した網膜を光凝固で囲むことができず，網膜剥離手術を行わざるを得なくなった場合，網膜光凝固は一連の手術と判断され，<K276 網膜光凝固 2 その他特殊なもの>を算定することはできない. このような症例に対する手術の選択肢として，<K275 網膜復位術>

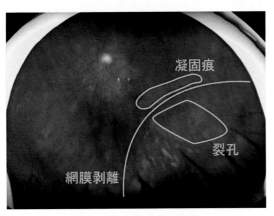

図 1. 裂孔原性網膜剝離

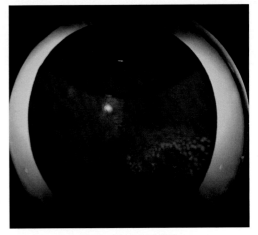

図 2. 図 1 症例術後

表 2. 増殖性硝子体網膜症手術の算定要件

> 増殖性硝子体網膜症手術
> 1）増殖性硝子体網膜症手術は，硝子体切除に始まり，増殖膜の剝離，切除，眼内液・空気置換，眼内光凝固を行い，時には網膜切開を加え，強膜内陥，輪状締結術等全過程を総合的に行う手術である．
>
> 　　　　　　　　　　　　　　　　　　　　　　　　　　　　　　日眼会誌　96：5 号（1992）
>
> 2）増殖性硝子体網膜症手術に要求される手術手技は以下のものとする
> 　　　＊硝子体切除
> 　　　＊広範囲の増殖膜切除
> 　　　＊（空気灌流または液体パーフルオロカーボン下網膜復位）
> 　　　＊（バックリング手術の併用）
> 　　　＊（気体・シリコンオイルタンポナーデ）
> 増殖性硝子体網膜症手術の請求に際しては，症状や手術内容等について症状詳記を必要とする．
>
> 　　　　　　　　　　　　　　　　　　　　　　　　　　　　　日本の眼科　81：12 号（2010）

と＜K280 硝子体茎顕微鏡下離断術 1 網膜付着組織を含むもの＞がある．この症例に対しては，硝子体手術と水晶体再建術を同時に行ったが（図2），複数手術に係る費用の特例（表1）により，＜K280 硝子体茎顕微鏡下離断術 1 網膜付着組織を含むもの＞＋＜K282 水晶体再建術 1 眼内レンズ挿入する場合 ロ その他のもの＞×50/100 を算定する．ただし，白内障の病名が必要である．

　術後，不幸にして再発が認められ，早期に手術が必要となった場合，経過を詳記すれば，再手術の算定は認められる．ただし，手術は＜K280 硝子体茎顕微鏡下離断術 2 その他のもの＞あるいは＜K279 硝子体切除術＞を算定する．

　なお，網膜剝離を伴わない網膜裂孔に対する光凝固は，＜K276 網膜光凝固術 1 通常のもの＞を算定する．また，網膜裂孔を伴わない網膜格子状変性は，網膜光凝固の適応とはならない．施行す

る場合は詳記が必要である．

2．増殖性硝子体網膜症

　増殖性硝子体網膜症手術は，平成 4 年の診療報酬改定で新設された術式で，最難度の手術として高い評価を与えられた．点数に応じた手術を行うようにと，日眼会誌96巻5号の算定要件が示されている（表2）．それには，「増殖性硝子体網膜症手術は，硝子体切除に始まり，増殖膜の剝離，切除，眼内液・空気置換，眼内光凝固を行い，時には網膜切開を加え，強膜内陥，輪状締結術等全過程を総合的に行う手術である」と記載されている．しかし，最近，手術装置や技術の進歩により，増殖性硝子体網膜症手術に要求される手術手技として，空気灌流またはパーフルオロカーボン下網膜復位，強膜内陥やガス・シリコンオイルタンポナーデは必須の手技ではなくなっている（日本の眼科81：12 号（2010））．それでも，増殖性硝子体

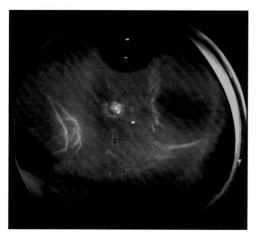

図 3. 網膜剝離の再発

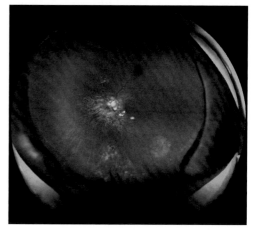

図 4. 図 3 症例再手術後

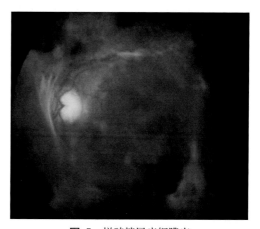

図 5. 増殖糖尿病網膜症

網膜症手術の算定に当たっては，症状や手術内容の詳記が必須である．

　タンポナーデに用いるシリコンオイルと網膜復位に用いるパーフルオロカーボンは，網膜硝子体治療用材料として，別に算定可能である．両者を同時に算定することは可能であるが，注記を必要とする．6 フッ化硫黄（SF_6）と 8 フッ化カーボン（C_3F_8）は，厚生労働省の認可は受けているが，網膜硝子体治療材料に含まれていないため，治療材料として算定することはできない．

　増殖性硝子体網膜症に対して，硝子体切除，増殖膜剝離，液・空気置換，網膜光凝固，SF_6 注入を行ったが，SF_6 ガス消失とともに網膜剝離の再発が認められた場合（図 3），再手術までの期間に関係なく，再手術を算定することは可能である．ただし，症状詳記が必要である．この症例に対する再手術として，輪状締結術と増殖膜剝離，光凝固，ガス置換等を行ったが（図 4），＜K280 硝子体茎顕微鏡下離断術 2 その他のもの＞を算定した．輪状締結術を行っているので，＜K275 網膜復位術＞を算定することも可能である．

3．増殖糖尿病網膜症

　硝子体出血，2 象限以上に及ぶ増殖組織や牽引性網膜剝離が存在する増殖糖尿病網膜症の症例（図 5）に対して，増殖膜の処理や止血，網膜光凝固を行い，液・空気置換やシリコンオイルタンポナーデ等を行わなかった場合でも＜K281 増殖性硝子体網膜症手術＞の算定は可能である．ただ

し，手術手技や手術経過についての詳細な注記が必要である．

　硝子体出血と 2 象限に及ばない増殖組織を伴う増殖糖尿病網膜症の症例に対して，増殖膜を処理し，後部硝子体剝離を完成させ，網膜光凝固を行って治療が終了した場合，＜K281 増殖性硝子体網膜症手術＞を算定せず，＜K280 硝子体茎顕微鏡下離断術 1 網膜付着組織を含むもの＞を算定する．

　＜K276 網膜光凝固＞を施行後 1〜2 週間くらい経て，＜K280 硝子体茎顕微鏡下離断術＞や＜K281 増殖性硝子体網膜症手術＞を行った場合，網膜光凝固は一連と判断され，算定することはできない．網膜光凝固施行後，相当の期間を経て病状が悪化し，硝子体茎顕微鏡下離断術や増殖

性硝子体網膜症手術を施行した場合，症状詳記により網膜光凝固術を算定できる場合があるが，少なくとも，1か月以上の間隔が必要であると考える．

増殖糖尿病網膜症に対して＜K280 硝子体茎顕微鏡下離断術＞あるいは＜K281 増殖性硝子体網膜症手術＞を施行した場合，通常，術中に網膜光凝固が併施されているので，手術後早期に追加した＜K276 網膜光凝固術＞は，一連と判断され，算定できない．

4．黄斑円孔，網膜前膜，網膜静脈閉塞症等に対する手術

硝子体切除後に，網膜前膜や内境界膜を剝離した場合や部分的な網膜硝子体癒着剝離を行った場合は，＜K280 硝子体茎顕微鏡下離断術 1 網膜付着組織を含むもの＞を算定することができる．

単純硝子体切除のみで治療可能な硝子体出血に対して，＜K280 硝子体茎顕微鏡下離断術 1 網膜付着組織を含むもの＞を算定することはできない．

Monthly Book

OCULISTA

2021. 3 月増大号
No.
96

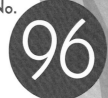

眼科診療
ガイドラインの
活用法

編集企画　白根雅子　しらね眼科院長
2021年3月発行　B5判　156頁
定価5,500円(本体5,000円+税)

活用法のほかにも,
簡単な概要や制作時の背景,
現状の問題点なども含めて
解説された眼科医必携の
増大号です!

目次

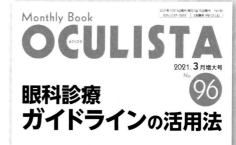

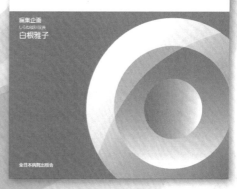

全日本病院出版会　〒113-0033 東京都文京区本郷 3-16-4　Tel:03-5689-5989
www.zenniti.com　Fax:03-5689-8030

MB OCULI. No. 115 : 52−58, 2022

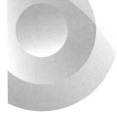

特集／知っておきたい！眼科の保険診療

入院における保険請求の仕組みと注意点

今本量久*

OCULISTA

Key Words : 入院基本料（basic hospitalization fee），特定入院料（specific hospitalization fee），入院基本料等加算（addition of basic hospital charges etc.），施設基準（facility standard），包括診療（comprehensive medical care）

Abstract : 病院において入院診療が行われる場合，人員配置基準，構造設備基準，管理者の責務等，さまざまな満たすべき基準があり，病院機能の違いにより診療報酬は異なる．さらに入院料算定のためには，厚生労働大臣の定める 5 つの基準（入院診療計画・院内感染防止・医療安全管理体制・褥瘡対策・栄養管理体制）を満たさなければならない．入院基本料は病棟の種別，看護配置，平均在院日数等により区分されている．特定入院料は特定集中治療室，ハイケアユニット等，特定の機能を有する病棟又は病床に入院した場合に算定する点数で，入院治療を行う患者の基準も設定されている．入院基本料と特定基本料に関しては，入院基本料等加算等，多くの加算が加わり，行った医療行為に対して相当の評価がなされることになる．またそれとは別に，要件を満たし，対象となる疾患に対して治療を行った際には短期滞在手術等基本料が算定される．

はじめに

入院において保険診療がどのように行われるか，またその請求において注意すべき点に何があるかを Q & A 方式を交えながら解説する．

現在，医師の働き方改革に関連してタスクシフト推進等さまざまな取り組みが病院に対して求められており，診療報酬にも反映されている．入院診療の基本と眼科関連の事項に関して具体的に示していくが，診療報酬は病院・病棟等の状況により極めて細分化されて設定されているため，すべてを網羅するのはページの都合上困難なため，不足は承知おきいただきたい．

なお，DPC に関しては別稿にて詳しく解説されるので，ここでは DPC に関しては割愛する．

入院診療の行われる施設

医療法において，医業を行うための場所を病院と診療所とに限定しているが，入院診療が行われるのは病院と有床診療所に区分され，20 床以上の病床を有するものを病院，20 床未満の病床を有するものを有床診療所としている．

病院については，科学的かつ適正な診療を行う環境を整える必要があり，構造設備等も設置のさまざまな規制があるが，有床診療所では病院に比べて厳重な規制はなされていない．

病院の類型

病院はその性質上，6 種類に分類されており，一定の機能を有する病院（特定機能病院，地域医療支援病院，臨床研究中核病院）については，人員配置基準，構造設備基準，管理者の責務等，一般の病院とは異なる要件を定め，名称独占が認めら

* Kazuhisa IMAMOTO, 〒579-8026 東大阪市弥生町 18-28 石切生喜病院，副院長

れ，各々異なった診療報酬体系となっている．

①一般病院

②特定機能病院

高度の医療の提供，高度の医療技術の開発及び高度の医療に関する研修を実施する能力等を備えた病院について，厚生労働大臣が承認する．400床以上の病床を有する必要があり，医師数は通常，一般病院の2倍程度，患者紹介率50％以上，逆紹介率40％以上，ICU，無菌室，医薬品情報管理室設置等の種々条件がある．

③地域医療支援病院

地域医療を担う，かかりつけ医等を支援する能力を備え，地域医療の確保を図る病院として相応しい医療機関について，都道府県知事が承認する．原則として200床以上，紹介患者中心の医療を提供し，患者紹介率80％を上回ることが必要である．救急医療を提供する能力を有し，地域医療従事者に対する教育等が必要とされる．

④臨床研究中核病院

日本発の革新的医薬品・医療機器等医療技術の開発等に必要となる質の高い臨床研究や治験を推進するため，国際水準の臨床研究や医師主導治験の中心的役割を担う病院について，厚生労働大臣が承認する．平成27年より大学病院を中心に全国14病院が認定されている．

⑤精神病院

⑥結核病院

基本診療料

1．入院料

患者に対し入院加療を行う際に，さまざまな保険診療がなされるが，基本的な入院医療の体制を評価するものに入院基本料，特定入院料及び短期滞在手術等基本料がある．療養環境の提供，看護師等の確保，医学的管理の確保等を適切に実施しなければならず，要する費用はこれらの基本料に含まれる．そして，その算定のためには次に示す厚生労働大臣が定める基準を満たさなければならない．

• 入院診療計画

入院の際，医師，看護師，関係職種が共同で入院診療計画を策定し，文書により患者に対し，病名，症状，治療計画，期間等を入院後1週間以内に説明を行わなければならない．

• 院内感染防止対策

病院長，看護部長，薬剤部門責任者，検査部門責任者，事務部門責任者，関係医師において院内感染防止対策委員会を設置し，月1回程度，病棟からの感染情報報告等を検討する委員会を開催し，院内の感染防止に努めなければならない．

• 医療安全管理体制

医療安全管理のための指針が整備され，院内で発生した医療事故やインシデント等が報告され，その分析を通した安全策が実施される体制を整備しなければならない．医療安全の責任者で構成される委員会を月1回程度開催し，職員に対し年2回程度医療安全研修を行わなければならない．

• 褥瘡対策

褥瘡対策に係る専任の医師及び看護職員からなるチームを設置し，褥瘡に関する危険因子のある患者に対して，褥瘡対策の診療計画を作成し，実施及び評価を行わなくてはならない．

• 栄養管理体制

管理栄養士，医師，看護師等が栄養管理を行う体制を整備し，栄養管理が必要と判断された患者に対し，栄養管理計画を作成し，栄養状態の評価を行い，栄養管理・指導を行わなければならない．

1）入院基本料

入院の際に行われる基本的な療養環境，看護の提供，医学的管理の確保を含む一連の費用を評価したもの．簡単な検査，処置等の費用を含み，病棟の種別，看護配置，平均在院日数等により区分されており，一般病棟入院基本料，療養病棟入院基本料，結核病棟入院基本料，精神病棟入院基本料，特定機能病院入院基本料，有床診療所入院基本料等に分けられる．

それぞれ，基本料算定要件があり，例えば一般病棟入院基本料のうち，急性期一般入院基本料は

次のような要件をクリアしなければならない.

（例）急性期一般入院基本料

重症度，医療・看護必要度の割合により，急性期一般入院料1〜7に分類

看護職員配置：10対1以上（急性期一般入院料1の場合7対1以上）

看護師比率：7割以上

夜勤看護：看護師1含む看護職員2以上

平均夜勤時間：72時間以下

データ提出加算届出：要件

平均在院日数：21日以内（急性期一般入院料1の場合18日以内）

2）特定入院料

特定集中治療室，ハイケアユニット，回復期リハビリテーション病棟，地域包括ケア病棟等の特定の機能を有する病棟又は病床に入院した場合に算定する点数となる．入院基本料の範囲に加え，検査，投薬，注射，処置等の費用が含まれている．入院料算定のためには施設基準を満たし，届け出が必要で，特定集中治療室やハイケアユニットは医師・看護師の配置基準や患者の重症度，看護・必要度等，多くの達成すべき基準が設定されている．

※入院基本料と特定基本料に関しては，入院基本料等加算ほか多くの加算がなされ，施行した医療行為に対して相当の評価がなされることになる．

3）＜入院基本料等加算＞

人員の配置，特殊な診療の体制等，医療機関の機能等に応じて1日ごと又は1入院ごとに算定する点数である．以下，抜粋して提示する．

a）救急医療管理加算

緊急に入院を必要とする重症患者として入院した患者について，当該患者の状態に従い，入院した日から起算して7日を限度として1日につき所定点数に加算する．

救急医療管理加算を算定する患者が6歳未満である場合には乳幼児加算として400点，6歳以上15歳未満である場合には小児加算として200点を，さらに所定点数に加算する．

b）診療録管理体制加算

診療録管理体制，その他の事項につき施設基準に適合している医療機関に入院している患者について，当該基準に係る区分に従い入院初日に限り所定点数に加算する．

c）医師事務作業補助体制加算

勤務医の負担の軽減及び処遇の改善を図るための医師事務作業の補助の体制，その他の事項につき施設基準に適合している保険医療機関に入院している患者について，当該基準に係る区分に従い，入院初日に限り所定点数に加算する．

d）急性期看護補助体制加算

看護職員の負担の軽減及び処遇の改善を図るための看護業務の補助の体制等施設基準に適合している病棟に入院している患者について，入院した日から起算して14日を限度として1日につき所定点数に加算する．

また，夜間における看護業務の補助の体制につき施設基準に適合している病棟に入院している患者について，当該基準に係る区分に従い，1日につき夜間急性期看護補助体制加算を所定点数に加算する．

他の施設基準を満たすことで夜間看護体制加算を算定する病棟もある．

e）乳幼児加算・幼児加算

医療機関に入院している3歳未満の乳幼児もしくは3歳以上6歳未満の幼児について，それぞれ所定点数に1日につき加算する．

f）栄養サポートチーム加算

栄養管理が必要と厚生労働大臣が定める患者に対し，保険医，看護師，薬剤師，管理栄養士等が共同して必要な診療を行った場合に，入院した日から起算して1月以内の期間にあっては週1回，1月を超え6月以内の期間にあっては月1回に限り所定点数に加算する．

g）医療安全対策加算

組織的な医療安全対策に係る施設基準に適合し

ている医療機関に入院している患者について，入院初日に限り所定点数に加算する．

また，医療安全対策に関する医療機関間の連携体制につき施設基準を満たした医療機関に入院している患者については，医療安全対策地域連携加算が算定できる．

h）感染対策向上加算

組織的な感染防止対策に係る施設基準に適合している保険医療機関に入院している患者について，入院初日に限り所定点数に加算する．

また他の施設基準を満たした医療機関に入院している患者については，感染防止対策地域連携加算，抗菌薬適正使用支援加算が算定できる．

i）褥瘡ハイリスク患者ケア加算

施設基準に適合している医療機関に入院している患者について，重点的な褥瘡ケアを行う必要を認め，計画的な褥瘡対策が行われた場合に，入院中1回に限り，所定点数に加算する．

j）病棟薬剤業務実施加算

薬剤師が病棟等において勤務医等の負担軽減及び薬物療法の有効性，安全性の向上に資する薬剤関連業務を実施している場合に，当該患者について，所定点数に加算する．

k）データ提出加算

当該医療機関における診療報酬の請求状況，手術の実施状況等の診療の内容に関するデータを継続して厚生労働省に提出している場合に，入院している患者について，入院初日に限り所定点数に加算する．

l）地域医療体制確保加算

地域医療の確保を図り，医師の働き方改革を実効的に進める観点から，「医師労働時間短縮計画作成ガイドライン」に基づき，他職種からなる会議を開催し，「医師労働時間短縮計画」を作成する必要があり，救急医療に係る実績等の基準を満たす場合に，入院患者について，入院初日に限り所定点数に加算する．

Q1. 手術目的に同一の日に入院及び退院した場合，入院基本料または特定入院料は算定できるか．

A. 入院基本料，特定入院料は療養環境(寝具等を含む)の提供，看護師等の確保及び医学的管理が適切に実施できていれば，算定できる．

ただし，単なる覚醒，休養等の目的で入院させた場合は算定不可である．

Q2. 両眼の白内障手術を片眼ずつ2回の入院に分けて行う場合，医療安全対策加算や感染防止対策加算等の加算を，それぞれの入院合計2回算定することは可能か．

A. 医療安全対策加算，感染防止対策加算等の加算は入院期間中1回に限り，入院初日に算定することとなっている．両眼の白内障手術を当初より2回の入院に分けて施行する予定となっていた場合は，入院期間が通算されるため，再入院の初日には当該加算を算定することはできない．

同様に，退院時リハビリテーション指導料等も2回の算定はできない．

4）短期滞在手術等基本料

短期滞在手術等基本料は，短期滞在手術等を行うための環境及び当該手術を行うために必要な術前・術後の管理や定型的な検査，画像診断等を包括的に評価したもので，入院のうえ，厚生労働大臣が定める手術を行い，一定期間内に退院した場合に算定する．

同一の日に入院及び退院した場合は短期滞在手術等基本料1(表1)を算定し，また，入院した日から起算して5日までの期間に対象手術を行った場合は短期滞在手術等基本料3(表2)を算定する．

ただし，短期滞在手術等基本料1算定には施設基準があり，届け出が必要である．詳細は「白内障手術の診療報酬請求」の稿を参照されたい．

表 1. 短期滞在手術等基本料 1

イ 麻酔を伴う手術を行った場合 2,947 点
ロ イ以外の場合 2,718 点
(眼科関連)
K 202 涙管チューブ挿入術 1 涙道内視鏡を用いるもの
K 217 眼瞼内反症手術 2 皮膚切開法
K 219 眼瞼下垂症手術 1 眼瞼挙筋前転法
K 219 眼瞼下垂症手術 3 その他のもの
K 224 翼状片手術(弁の移植を要するもの)
K 254 治療的角膜切除術 1 エキシマレーザーによるもの
　　　　(角膜ジストロフィー又は帯状角膜変性に係るものに限る)
K 268 緑内障手術 6 水晶体再建術併用眼内ドレーン挿入術
K 282 水晶体再建術
※「イ 麻酔を伴う手術を行った場合」における「麻酔」は,次の麻酔を指す.
　・区分番号「L002」硬膜外麻酔
　・区分番号「L004」脊髄麻酔
　・区分番号「L008」マスク又は気管内挿管による閉鎖循環式全身麻酔

表 2. 短期滞在手術等基本料 3

K202 涙管チューブ挿入術 1 涙道内視鏡を用いるもの 11,312 点
　　　(生活療養を受ける場合にあっては, 11,238 点)
K217 眼瞼内反症手術 2 皮膚切開法 10,654 点
　　　(生活療養を受ける場合にあっては, 10,580 点)
K219 眼瞼下垂症手術 1 眼瞼挙筋前転法 18,016 点
　　　(生活療養を受ける場合にあっては, 17,942 点)
K219 眼瞼下垂症手術 3 その他のもの 16,347 点
　　　(生活療養を受ける場合にあっては, 16,273 点)
K224 翼状片手術(弁の移植を要するもの) 9,431 点
　　　(生活療養を受ける場合にあっては, 9,357 点)
K242 斜視手術 2 後転法 18,326 点
　　　(生活療養を受ける場合にあっては, 18,252 点)
K242 斜視手術 3 前転法及び後転法の併施 22,496 点
　　　(生活療養を受ける場合にあっては, 22,422 点)
K254 治療的角膜切除術 1 エキシマレーザーによるもの
　　　(角膜ジストロフィー又は帯状角膜変性に係るものに限る) 20,426 点
　　　(生活療養を受ける場合にあっては, 20,352 点)
K268 緑内障手術 6 水晶体再建術併用眼内ドレーン挿入術 37,155 点
　　　(生活療養を受ける場合にあっては, 37,081 点)
K282 水晶体再建術 1 眼内レンズを挿入する場合 ロ その他のもの(片側) 17,888 点
　　　(生活療養を受ける場合にあっては, 17,814 点)
K282 水晶体再建術 1 眼内レンズを挿入する場合 ロ その他のもの(両側) 32,130 点
　　　(生活療養を受ける場合にあっては, 32,056 点)
K282 水晶体再建術 2 眼内レンズを挿入しない場合(片側) 15,059 点
　　　(生活療養を受ける場合にあっては, 14,985 点)
K282 水晶体再建術 2 眼内レンズを挿入しない場合(両側) 25,312 点
　　　(生活療養を受ける場合にあっては, 25,238 点)

なお, DPC 対象病院では DPC/PDPS による評価を優先するため, 短期滞在手術等基本料を算定せず, 出来高算定となる.

短期滞在手術等基本料 2 は令和 4 年度改定時に廃止された.

Q3. 短期滞在手術等基本料 3 の白内障手術目的に入院中の患者に対し, 循環器内科で心臓カテーテル検査が行われた場合, 算定はどうなるか. その際, ステント留置された場合はどうか.

A．心臓カテーテル検査等の各種検査は，短期滞在手術等基本料3に包括されるため，別途算定はできない（人工腎臓や退院時投薬等を除いて，検査，投薬等は短期滞在手術等基本料3に包括される．全身麻酔料も算定できない）．

ただし，ステント留置は手術となるため，入院後5日以内に短期滞在手術等基本料3対象外の手術が行われると，療養に係るすべての費用は出来高での算定となる．

Q4．入院5日以内に，水晶体再建術と結膜縫合手術を同時に行った場合の算定はどうするか．

A．水晶体再建術と結膜縫合の同時手術は，同一手術野にあたり，主たる手術（水晶体再建術）の点数しか認められないため，この場合は短期滞在手術等基本料3で算定する．

Q5．入院5日以内に，水晶体再建術と硝子体茎顕微鏡下離断術の同時手術の場合はどうか．

A．水晶体再建術と硝子体茎顕微鏡下離断術は同一手術野であるが，同時算定可能な手術となっているため，各々出来高算定となる（ただし，従たる手術は50/100）．

同時算定可能な手術は，「白内障手術以外の眼科手術全般の診療報酬請求」の稿を参照されたい．

Q6．入院5日以内に，いずれも短期滞在手術等基本料3の対象手術となっている水晶体再建術と翼状片手術（弁の移植を要するもの）を行った場合，保険請求はどう行うか．

A．入院5日以内に短期滞在手術等基本料3対象手術を2以上行った場合は，すべて出来高算

定となる．同日でも同時算定可能な手術であれば各々出来高にて算定する（従たる手術は50/100）．

Q7．短期滞在手術等基本料3対象手術施行後，入院から5日以内に転院となった場合，保険請求はどう行うか．

A．対象手術を施行し，入院から5日以内に転院となった場合は，短期滞在手術等基本料3を算定せず，出来高にて算定する．

Q8．入院5日以内に片眼の水晶体再建術を施行し，引き続き6日目以降に他眼の水晶体再建術を施行した場合，保険請求はどう行うか．

A．入院後5日までに片眼の水晶体再建術を施行した場合は短期滞在手術等基本料3を算定し，6日目以降に他眼に施行した場合は出来高算定となる．

Q9．入院5日以内に水晶体再建術を施行し，引き続き6日目以降の出来高算定期間中に行った，退院時リハビリテーション指導料は算定可能か．

A．短期滞在手術等基本料3を算定した場合，その後の出来高算定期間中であっても，退院時リハビリテーション指導料等の入院期間中1回又は退院時1回に限り算定可能な入院基本料等の加算は，算定できない．短期滞在手術等基本料3に包括されたものとみなす．

Q10. 短期滞在手術等基本料3を算定し1泊2日～3泊4日で入院後，入院日より起算して5日以内に外来受診し，視力検査，眼圧検査等の眼科検査を行った場合，それらの検査は算定できるか.

A. 短期滞在手術等基本料3に，入院起算日から5日以内の入院中に行われた眼科検査は含まれるため算定できないが，外来での検査は包括の対象外であり，入院起算日から5日以内であっても別に算定可能である.

Q11. 短期滞在手術等基本料3を算定した同一月の外来受診の際，その対象疾患とは関係のない，例えば加齢黄斑変性に対するOCTのような月1回限り算定可能な検査の算定は可能か.

A. 短期滞在手術等基本料3を算定した日以降の同一月に，月1回限り算定可能な検査は算定できない. 短期滞在手術等基本料3に包括されたものとみなす.

＜月1回限り算定可能な眼科検査＞

- OCT
- 前眼部 OCT
- OCTangio
- 角膜形状解析
- 汎網膜硝子体検査

ただし，同一月でも入院前に施行した検査は算定可能である.

特掲診療料

医学管理料(退院時リハビリテーション指導料，薬剤指導料等)，検査，画像診断，投薬，注射，リハビリテーション(視能訓練等)，処置(術後創傷処置，眼処置等)，手術等の算定が行われるが，さまざまな制約等があり保険請求に注意しておくべき点が多くあるので，注意を要する.

Q12. 入院手術後の患者に診察後，抗生剤等点眼を行った場合，そのような処置は算定できるか. また睫毛抜去はどうか.

A. 手術後14日以内であれば，点眼等を行った場合，術後の創傷処置として算定可能である. ただし，眼処置，睫毛抜去(少数)等は入院基本料に含まれるため算定できない.

＜入院中算定可能な処置＞

- 前房穿刺又は注射
- 霰粒腫穿刺
- 睫毛抜去　2 多数の場合
- 結膜異物除去
- 鼻涙管ブジー法
- 鼻涙管ブジー法後薬液涙嚢洗浄
- 涙嚢ブジー法
- 強膜マッサージ

上記以外の処置は，入院中に算定できない.

Q13. 眼科治療が終了し，療養型病院へ転院することになった場合，退院時に留意すべきことは何かあるか.

A. 療養型病院や回復期リハビリテーション病院のような包括病院では，入院中の投薬等はその病院管理となるため，転院の際，退院時処方を行うとすべて査定の対象となる.

MB OCULI. No. 115：59−63, 2022

特集／知っておきたい！眼科の保険診療

眼科診療と DPC

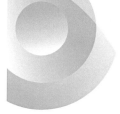

OCULISTA

益原奈美*

Key Words： 診断群分類(diagnosis procedure combination：DPC)，1 日ごとの支払い方式(per-diem payment system：PDPS)，主要診断群分類(major diagnosis category：MDC)，国際疾病分類(international classification of diseases：ICD)

Abstract： DPC 病院での入院診療は DPC/PDPS 制度で診療報酬の算定がなされるが，その仕組みは非常に複雑でわかりにくい．すべてを理解するのは困難であるが，ポイントは押さえておく必要がある．DPC 病院での入院診療報酬の算定について，要点を述べる．

はじめに

DPC 病院での入院診療報酬の算定方法は，正しくは DPC/PDPS(急性期入院医療の診断群分類に基づく 1 日当たり定額診療報酬制度)であるが，一般的に DPC 制度と呼ばれている．2003 年 4 月より導入され，制度導入後，対象病院は段階的に拡大し，2022 年 4 月 1 日時点で，1,764 病院・約 48 万床となり，急性期一般入院基本料に該当する病床の約 85％を占める．DPC 対象病院は，以下の要件をすべて満たす必要がある．

①急性期一般入院基本料，特定機能病院等の 7 対 1 または 10 対 1 入院基本料の届け出

②A207 診療録管理体制加算の届出

③厚生労働省の実施する「DPC 調査」に参加し，入院患者及び外来診療データを提出

④調査期間 1 月当たりのデータ/病床比が 0.875 以上

⑤適切なコーディングに関する委員会を年 4 回以上開催

DPC/PDPS での診療報酬は，「診断群分類ごとに設定された包括評価額」+「出来高算定する点

* Nami MASUHARA，〒253-0042 茅ヶ崎市本村 5-15-1 茅ヶ崎市立病院，診療部長兼眼科部長

数」+「入院時食事療養」で算定される．

診断群分類ごとに設定された包括評価額

この部分に含まれる点数は，診断群分類ごとの 1 日当たり点数に医療機関別係数を掛け合わせて算出される．

1．診断群分類と 1 日当たり点数
1）診断群分類

まず，診断群分類を決定する．診断群分類は WHO が定めた ICD-10(2013 年版)に基づき 18 の主要診断群分類(MDC)に分けられる．眼科系疾患は MDC02 に分類される．眼科系疾患は，さらに，36 の基礎疾患に分類され，それぞれコード番号が決められている．いくつかの例を挙げると，

- 眼窩腫瘍　　　　　　　　0080
- 白内障，水晶体の疾患　　0110
- 網膜剥離　　　　　　　　0160
- 糖尿病性増殖性網膜症　　0180
- 未熟児網膜症　　　　　　0190
- 網膜血管閉塞症　　　　　0210
- 緑内障　　　　　　　　　0220
- 硝子体疾患　　　　　　　0240

のように，それぞれの疾患にコード番号が振られている．これを，手術の有無で分類し，さらに

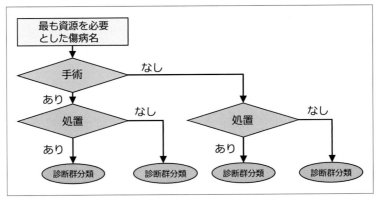

図 1. 3段階の考え方

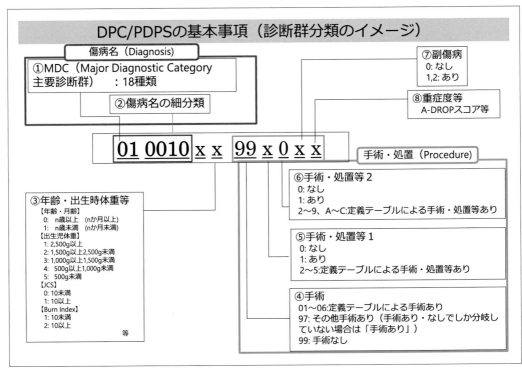

図 2. 診断群分類のイメージ

片眼，両眼等の重症度，副傷病，処置の有無等で分類する形で，3層に分類を進め[1]（図1），診断群分類を決定する[1]（図2）．これが14桁の英数字で構成される DPC，「診断（diagnosis）（医療資源を最も投入した傷病名）」「診療行為（procedure）（手術，処置等）等」の「組み合わせ（combination）」である．

この診断群分類は，入院期間中に最も人的・物的医療資源を投入した傷病名を選択する．例えば，白内障で両眼の手術を行った場合の診断群分類は，020110xx97xxx1 となる．なお，この際の傷病名を選択できるのは，主治医たる医師のみである．

2）1日当たりの定額点数の算定

医療機関は，診断群分類ごとに設定されている定額点数で算定を行う．1日当たり点数は，在院日数に応じて3段階に漸減する仕組みになっている（入院期間Ⅰ〜Ⅲ）．漸減の程度によって，A 一般的な診断群分類，B 入院初期の医療資源投入量の多い診断群分類，C 入院初期の医療資源投入量の少ない診断群分類，D 高額薬剤や手術等に係わる診断群分類の4つの点数設定方式がある[1]（図3）．

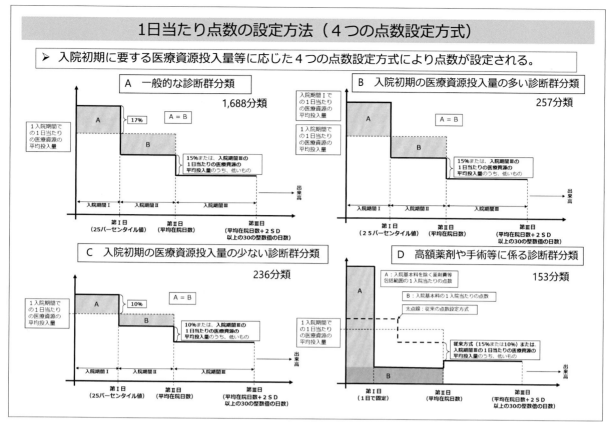

図 3. 4 つの点数設定方式

短期滞在手術等基本料 3 に該当する診断群分類等については点数設定方式 D により設定する，とされており，白内障手術をはじめとする眼科の手術対象の疾患の多くが D 分類に含まれる．

なお，このなかには，多くの項目が包括されている．医学管理等の一部や検査，画像診断，投薬，注射，リハビリテーション薬剤料，精神科専門療法の薬剤料，基本点数 1,000 点未満の処置，病理診断の一部等は，包括されており，別途点数を算定することはできない．

診断群分類の 1 日当たり点数設定で計算を行う．3 泊 4 日で両眼の白内障手術を行うと，入院期間 I は 1 日の設定で 2,850 点，入院期間 II は 2〜5 日の設定で 1,832 点であるので，2,850＋1,832×3＝8,346 点の算定となる．これに医療機関別係数をかけあわせて包括評価部分の点数を算定する．

包括部分について，令和 2 年（2020 年）度改定と令和 4 年（2022 年）度改定を両眼の白内障手術で比較した（図 4）．令和 4 年度改定では，入院期間 I

は 2 日から 1 日へ短縮された．点数は 2,263 点から 2,850 点へ増，入院期間 II については，1,851 点から 1,832 点への減となった．包括部分について，トータルでの実質的な点数は大きな減額にはならなかったが，入院期間をより短縮する方向への誘導ともみてとれる．同様に，入院期間 I が短縮された診断群分類には，糖尿病性増殖性網膜症，網膜血管閉塞症，緑内障，眼瞼下垂，硝子体疾患等があり[2]，注視が必要と考える．

2．医療機関別係数

医療機関別係数には，基礎係数，機能評価係数 I，機能評価係数 II，激変緩和係数がある．

1）基礎係数

DPC 病院は，大学病院本院群，DPC 特定病院群，DPC 標準病院群の 3 つに分類される．大学病院本院のように他の医療機関とは異なる機能や役割を担う医療機関について，そのインセンティブを評価するために，医療機関群ごとに基礎係数が設定されている．DPC 特定病院は診療に関する要

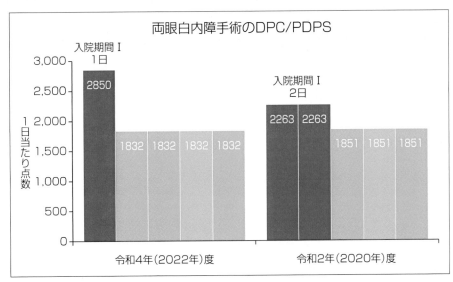

図 4. 白内障手術 DPC の比較

件を満たすことが必要で，診療密度，臨床研修医数，医療技術の実施，補正複雑性指数の4つの要件が定められている．

2）機能評価係数Ⅰ

医療機関のすべての入院患者が算定する項目を係数化したものである．これには，総合入院体制加算，地域医療支援病院入院診療加算，診療録管理体制加算，医師事務作業補助体制加算，医療安全対策加算，感染対策向上加算，後発医薬品使用体制加算等，多くの項目が含まれている．また，医療機関の機能別に，特定機能病院，専門病院，その他病院の3類型ごとに設定されている．

3）機能評価係数Ⅱ

医療提供体制全体の効率改善等への取り組みを評価している．保険診療係数，効率性係数，複雑性係数，カバー率係数，救急医療係数，地域医療係数の6つの係数があり，各係数には評価の指標（指数）が定められている．

　①**保険診療指数**：適切なDPCデータの作成

　②**効率性指数**：在院日数の短縮の努力の評価

　③**複雑性指数**：医療資源投入の観点から患者構成を評価

　④**カバー率指数**：さまざまな疾患に対応できる総合的な体制についての評価

　⑤**救急医療指数**：救急医療入院の対象となる患者治療に要する資源投入量の乖離を評価

　⑥**地域医療指数**：がん，脳卒中，心血管疾患，精神疾患，へき地，災害，周産期，救急，感染症，その他（治験の実施）の状況の評価と，所属地域における担当患者数の評価

4）激変緩和係数

診療報酬改定時の激変を緩和するため，該当する医療機関のみ，改定年度1年間にかぎり設定される．

5）医療機関別係数

これら1)～4)の係数を合算して，各医療機関の係数が決まる．この係数を，診断群分類の1日当たり点数に乗じた点数が包括評価部分の点数となる．自院の茅ヶ崎市立病院は，DPC標準病院であり，基礎係数は1.0395，機能評価係数Ⅰは0.3558，機能評価係数Ⅱは，0.1162，激変緩和係数は0であるので，当院の医療機関別係数は，1.5115となる．

当院で3泊4日の両眼の白内障手術を行った場合には，1日当たり点数の合計8,346点に医療機関別係数1.5115を掛け合わせて，12,614点が包括部分の算定となる．

出来高算定する点数

出来高で算定する項目には，入院基本料の一部，入院基本料等加算，短期滞在手術等基本料1，医学管理等，カテーテル検査，内視鏡検査等の検

査，画像診断の一部，無菌製剤処理料，リハビリテーション・精神科専門療法，1,000点以上の処置，透析療法，手術(手術中に使用する薬剤を含む)，麻酔，放射線治療，病理診断，その他厚生労働大臣が定める薬剤がある．いわゆる，ドクターフィー的報酬部分である．手術の詳細については，別稿に譲る．

また，診療報酬改定において新たに保険収載される手術等については，包括評価の可否が可能となるデータが集まる次回改定までの間は，当該入院については出来高算定となり，DPC病院でもDPC/PDPSの算定対象とはならない．

眼科で該当する新規手術等には，

• K217 眼瞼内反症手術 3 眼瞼下制筋前転法
• K225-4 角結膜悪性腫瘍切除術
• K2424 斜視手術 6 調節糸法
• K259-2 自家培養上皮移植術
• K268 緑内障手術(2 流出路再建術 イ 眼内法

7 濾過胞再建術(needle法)に限る)
がある．

短期滞在手術等基本料は，DPC対象病院では，短期滞在手術等基本料3は算定できず，短期滞在手術等基本料1の対象手術等を実施する入院患者のみ算定できる．この場合，平均在院日数，重症度，医療・看護必要度の評価は対象外となる．眼科での短期滞在手術等基本料1の対象手術は他稿に譲る．

文 献

1) 厚生労働省保険局医療課：令和4年度診療報酬改定の概要・入院(短期 滞在手術等DPC/PDPS).
   Summary DPC制度の変更点・注意点の解説.
2) DPC点数早見表2022年4月版. 医学通信社, pp. 86-97, 2022.
   Summary DPCによる包括評価の解説，具体的な請求方法の解説書.

MB OCULI. No. 115 : 64 – 68, 2022

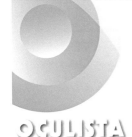

特集／知っておきたい！眼科の保険診療

眼科在宅医療の実際

OCULISTA

山本修士*

Key Words : 眼科在宅医療(ophthalmology home care)，診療報酬請求(medical fee claim)

Abstract：眼科在宅医療を実施する場合の診療報酬請求方法等について，眼科在宅診療マニュアル(日本眼科医会 社会保険 診療・介護報酬検討委員会編：2020年発刊)に従い解説した．「在宅医療」とは，自宅や入居施設で療養を行っている患者に対して，医師が赴いて診療を行うことであり，「往診」と「訪問診療」の2種類に区分される．診療報酬は，患者の居住する場所(自宅，有料老人ホーム，病院，介護老人保健施設，特別養護老人ホーム等)や診療する患者の人数によっても請求方法が異なるため注意を要する．新型コロナウイルス感染拡大下においても感染対策に留意したうえで，眼科慢性進行性疾患患者に対する在宅医療を継続すべきである．

はじめに

　通院できないが眼科医療を必要とする患者に適切な眼科医療を提供することは，眼科医の使命であり，地域における眼科医の社会的地位の増進に寄与すると思われる．新型コロナウイルス感染拡大に伴う受診抑制や同行援護サービスの縮小，高齢者施設からの訪問制限等で，高齢者の眼科慢性疾患(緑内障や糖尿病網膜症等)の進行・増悪が危惧されている．日本眼科医会は，会員が在宅医療を頼まれたときのニーズに応えるために，2020年2月，眼科在宅診療マニュアルを発刊した．さらにコロナ禍の2021年10月の臨床眼科学会で，ウィズコロナ・ポストコロナの眼科在宅医療についてインストラクションコースを実施した．これらの資料に基づき，眼科在宅医療を行った際の複雑な診療報酬請求について，請求例を提示し，可能な限りわかりやすく解説を試みる．

在宅医療の保険表上の位置づけ

　医科点数表の解釈は大きく3つに分類されている(表1)．

　医科点数表では，在宅医療は特掲診療料のなかの第2部に分類されている．さらに在宅医療は4つの項目に分類される(表2)．

眼科在宅医療の診療報酬請求

　「在宅医療」とは自宅や入居施設で療養を行っている患者に対して，医師が赴いて診療を行うことであるが，以下の2種類に区分される．「往診」＝患者，家族の求めに応じて，患家に赴いて診療を行うこと．「訪問診療」＝患者の同意を得て，医師が立てた計画的な医学管理に基づいて，患家に赴いて診療を行うこと．診療報酬請求の方法も請求点数も求められた相手，場所により区別されている(図1)．

1．C000 往診料

　患者または家族等が，直接往診を求め，往診の必要性を認めた場合に，可及的速やかに患家に赴き，診療を行った場合に算定できる．

* Shuji YAMAMOTO, 〒663-8184　西宮市鳴尾町3-16-16　医療法人社団仁眼科医院，理事長

表 1. 医科点数表の解釈

第1章	基本診療料	第1部	初・再診料
		第2部	入院料等
第2章	特掲診療料	第1部	医学管理等
		第2部	在宅医療
		第3部検査〜第13部病理診断	
第3章	介護老人保健施設入所者に係る診療料		

表 2. 在宅医療

第1節	在宅患者診療・指導料
	C000 往診料,C001 在宅患者訪問診療料(Ⅰ),C001-2 在宅患者訪問診療料(Ⅱ),C002 在宅時医学総合管理料,C002-2 施設入居時医学総合管理料,C003 在宅がん医療総合診療料等
第2節	在宅療養指導管理料
第3節	薬剤料
第4節	特定保険医療材料料

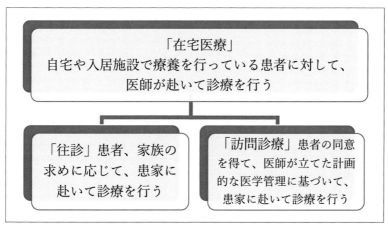

図 1. 在宅医療の区分

表 3. 患家への往診時の診療報酬請求例

基本診療料:	初診料	288 点
特掲診療料:	往診料	＊720 点
検査料:	屈折検査	69 点
	精密眼底検査(両)	112 点
	細隙灯顕微鏡検査(前眼部)	48 点
	精密眼圧検査	82 点
処方箋料(6種類以下)		68 点
	計	1,387 点

＊同一患家で2人以上の患者の診察をした場合,2人目以降は,往診料は算定せず初・再診料を算定する.

算定点数は720点・往診は通常16 km以内の場所・「初診・再診料」「時間外加算」等は別に算定可能である.同日に2回以上往診を行う場合,それぞれ算定可能であるが,レセプトには注記を要する.また往診に要した交通費は,患家に実費請求する.

以下に患家に往診した場合の診療請求例(初診)を記す.

1)患家への往診の場合(表3)

2)患家以外の往診の場合

①患家ではなく入院中の他医療機関への往診の

基本診療料：	初診料　288 点		
特掲診療料：	往診料　720 点	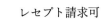	レセプト請求可
	計 1008 点		

治療行為にかかる特掲診療料 （検査、処置、投薬等）		入院中の医療機関に 合議して請求

図 2. 患家以外の往診の場合

表 4. 在宅患者訪問診療料（Ⅰ）

> 1 は通院困難なものに，計画的な医学管理の下，定期的に訪問診療を行った時に算定する．
> 2 は算定条件を満たす他の医療機関からの照会に応じて，訪問診療を行った場合に算定する．
> 　　　在宅患者訪問診療料 1
> 　　　イ　同一建物居住者以外の場合　　　　888 点
> 　　　ロ　同一建物居住者の場合　　　　　　213 点
> 　　　在宅患者訪問診療料 2（眼科医も算定できるようになった訪問診療料）
> 　　　イ　同一建物居住者以外の場合　　　　884 点
> 　　　ロ　同一建物居住者の場合　　　　　　187 点
> ・「往診料」「再診料」「外来管理加算」は包括され算定できない．
> ・訪問診療料 1：原則として週 3 回まで
> ・訪問診療料 2：月 1 回（6 月を限度）

場合は対診扱いとなる．基本診療料と往診料はレセプト請求可であるが，治療行為にかかる特掲診療料（検査，処置，投薬等）は入院医療機関に対して合議のうえの請求となる（図 2）．

　②有料老人ホーム等の施設への往診は可能であるが，特別養護老人ホーム入所者への往診はハードルが高い．特別養護老人ホームにおいては「緊急の場合又は患者の疾病が当該配置医師の専門外にわたるものであるため，特に診療を必要とする場合を除き，みだりに診察を行ってはならない」とされている．医学的管理のために定期的に特別養護老人ホーム等を訪問して診療する場合は配置医師とみなされ，初診料，再診料，往診料は算定できない．

Q1. 患者の居住するところにより請求方法が変わりますか？

A. 患者の居住するところが自宅，介護老人保健施設，特別養護老人ホームによって請求方法

が変わる．また，グループホーム，サービス付き高齢者向け住宅（サ高住），届出のない老人施設は自宅としてみなされる．

2．C001 在宅患者訪問診療料（Ⅰ）

　在宅での療養を行っている患者であって，疾病，傷病のために通院による療養が困難な患者に対して，患者の入居する有料老人ホーム等に併設される保険医療機関以外の保険医療機関が定期的に訪問して診療を行う場合に算定する．

　在宅患者訪問診療料（Ⅱ）は患者の入居する有料老人ホーム等に併設される保健医療機関が定期的に訪問して診療する場合に算定する．在宅患者訪問診療料（Ⅰ）は 1 人の患者に対して 1 つの医療機関という縛りがあったが，平成 30 年（2018 年）度の診療報酬改定により「在宅で療養する患者が複数の疾病等を有している現状を踏まえ」複数の医療機関が訪問診療料を算定できるよう 1 と 2 に分かれた．これにより眼科医も在宅患者訪問診療料（Ⅰ）2 を算定して定期的に訪問診療を行うことが可能となった（表 4）．

表 5. 在宅患者訪問診療料（Ⅰ）2 の請求例. 同一建物居住者以外の場合

基本診療料：	初診料	算定不可
特掲診療料：	往診料	算定不可
	在宅患者訪問診療料（Ⅰ）2イ	884 点
検査料：	屈折検査	69 点
	精密眼底検査(両)	112 点
	細隙灯顕微鏡検査(前眼部)	48 点
	精密眼圧検査	82 点
処方箋料(6 種類以下)		68 点
	計	1,263 点

表 6. 厚生労働大臣が定める難病等の疾病

1. 末期の悪性腫瘍　　2. 多発性硬化症
3. 重症筋無力症　　4. スモン
5. 筋萎縮性側索硬化症　　6. 脊髄小脳変性症
7. ハンチントン病　　8. 進行性筋ジストロフィー症
9. パーキンソン病関連疾患(進行性核上性麻痺, 大脳皮質基底核変性症, パーキンソン病(ホーエン・ヤールの重症度分類がステージ 3 以上であって生活機能障害度がⅡ度又はⅢ度のものに限る))
10. 多系統萎縮症(線条体黒質変性症, オリーブ橋小脳萎縮症およびシャイ・ドレーガー症候群)
11. プリオン病　　12. 亜急性硬化性全脳炎
13. ライソゾーム病　　14. 副腎皮質ジストロフィー
15. 脊髄性筋萎縮症　　16. 球脊髄性筋萎縮症
17. 慢性炎症性脱髄性多発神経炎
18. 後天性免疫不全症候群
19. 頸髄損傷　　20. 人工呼吸器を使用している状態

1）カルテの記載上の注意点

①患者・家族等の署名付きの同意書を作成し, カルテに添付する.

②訪問診療の計画及び診療内容の要点を記す.

③主として診療を行う他の医療機関が診療を求めた傷病名を記す.

④訪問診療を行った日における診療時間及び診療場所を記載しておく.

在宅患者訪問診療料（Ⅰ）1 の 1 患者 1 医療機関の縛りは, 従来通りであるが, 在宅患者訪問診療料（Ⅰ）2 は算定要件を満たす他の医療機関の依頼を受けて訪問診療を行った場合に, 一連の治療につき 6 か月以内に限り月 1 回を限度として算定可能である(表5). 以下の算定要件を満たす医療機関により依頼されたときに算定可能となる. 1. 在宅時医学総合管理料, 2. 施設入居時医学総合管理料, 3. 在宅がん医療総合診療料(他の医療機関からの診療の依頼は必ずしも文書による必要はなく, 電話等でも良い).

2）レセプト作成上の注意点

①他の医療機関からの診療の求めがあった年月を記載する.

②次のいずれかの場合, 6 か月を超えての算定が可能となる.

• 厚生労働大臣が定める難病等の疾病の患者（表6）

• 他の医療機関からの以下のいずれかに該当する診療の求めがあった場合, さらに 6 か月算定できる.

ア その診療科の医師でなければ困難な診療の場合

イ 既に診療した疾病やその関連疾患とは明らかに異なる疾病に対する診療の場合

施設への在宅医療の留意点

本来, 施設への往診・訪問診療は, 施設の配置医師が他科の診察が必要と判断した場合に限り, 施設から往診を求められ診察を行うことが基本と

表 7. 各施設の特徴と眼科在宅医療の可否

介護保険施設	基本的性格	医療体制	眼科在宅医療の可否
特別養護老人ホーム	要介護高齢者の最終の生活施設　要介護3以上	非常勤嘱託医 配置医師	訪問診療は原則不可 往診は可(特に診療を必要とした場合)
介護老人保健施設	要介護高齢者にリハビリを提供し在宅復帰を目指す施設　要介護1以上	常勤医師1人以上	訪問診療不可 往診は可能 投薬・注射不可
介護療養型医療施設	医療の必要な要介護高齢者の長期療養施設	常勤医師3人以上	訪問診療は不可 往診は可能
有料老人ホーム 療養老人ホーム	要介護・要支援者の生活の場	看護師	訪問診療可能 往診可能
グループホーム	認知症高齢者の共同生活の場	訪問看護と連携	訪問診療可能 往診可能
ケアハウス	自治体から助成のある低所得者も入所可能な住宅	なし	訪問診療可能 往診可能
サービス付き高齢者向け住宅(サ高住)	居室の基準を満たし，安否確認，生活相談がついた施設	なし	訪問診療可能 往診可能

なる．表7に施設ごとの特徴と眼科在宅医療の可否を示す．介護老人保健施設，特別養護老人ホームは在宅患者訪問診療料の算定はできない(特別養護老人ホームにおいては死亡日からさかのぼって30日以内の患者及び末期の悪性腫瘍患者は除く)．患者や家族からの診察を求められた場合も，入居している施設へ診療の可否を確認する必要がある．患者の居住するところにより請求方法が大きく変わるので注意が必要である．

Q2. 同じ場所で何人診療するかで保険点数が変わりますか?

A. 同一患家では，1人目は「往診料」及び「初・再診料」を算定できるが，2人目以降は「初・再診料」のみの算定となる．また，在宅患者訪問診療料は施設や患者の都合等により午前と午後に分けて訪問診療を行っても，同一建物居住者ではいずれの患者に対しても在宅患者訪問診療料(Ⅰ)ロの請求となる．

MB OCULI. No. 115：69－76, 2022

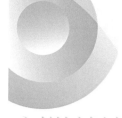

特集／知っておきたい！眼科の保険診療

査定・返戻への対応，個別指導の対象とならないための注意点

柿田哲彦*

Key Words： 返戻(returned claim)，査定(assessment)，再審査請求(reexamination request)，個別指導(indi-vidualized coaching)

Abstract：内容に疑義が生じたレセプトは審査支払機関から返戻または査定が行われる．一次審査で審査支払機関にいる審査委員が医療機関を指導するために行われているものが返戻であり，病名の不備，症状詳記の漏れが返戻の主な原因である．傾向診療に対する教育的返戻もある．近年はコンピュータチェックにより縦覧点検，突合点検が容易にできるようになったため気を付けてほしい．査定に納得できない場合は再審査請求をするが，病名漏れによる再審査請求は原則認められない．指導とはすべての保険医療機関に対して，保険診療の取扱いや診療報酬の請求等に関する事項について周知徹底することを主眼に置いて実施され，集団的個別指導，新規個別指導，個別指導がある．個別指導の結果，診療内容または診療報酬請求に不当があると指摘された事項と同様の診療報酬について，1年間さかのぼって自主返還するように求められる．個別指導対策，再指導を受けないための注意点を述べる．

はじめに

社会保険診療報酬支払基金(以下，支払基金)や国民健康保険団体連合会等の審査支払機関で一次審査が行われ，疑義が生じたレセプトに対し返戻され，レセプトの記載内容に誤りや保険診療のルールに適合しないと判断された場合は査定が行われる．返戻に対し，医療機関から内容修正又は症状詳記(詳記，コメント)されたレセプトが再提出される．一次審査の後，査定に納得できない医療機関及び認められたレセプトに納得できない保険者から，再審査請求が審査支払機関に送られる．保険者からの再審査請求でレセプトの不備が発見されれば即査定され，返戻は一般的にない．返戻とは，一次審査で審査支払機関にいる審査委員が医療機関を指導するために行われているものである．

療養担当規則

「保険診療の基本」の稿で既述した「保険医療機関及び保険医療養担当規則(以下，療養担当規則)」の抜粋を表1に示す．このなかで返戻・査定・個別指導の根拠となるのは，「特殊療法等の禁止」「研究的診療の禁止」「健康診断の禁止」「濃厚(過剰)診療の禁止」である．

1. 特殊療法等の禁止

先進医療を除き，一般的に認められていない検査，治療を自己判断で保険診療として算定することは一種の振替請求であり，不正請求となる(後述)．一連の診療は保険請求できず，すべて自由診療となる．

2. 研究的診療の禁止

その検査，治療の有効性を調べるために，保険

* Tetsuhiko KAKITA，〒270-0163 流山市南流山4-1-15 柿田眼科，院長

表 1. 療養担当規則のポイント	表 2. 返戻の対象となりやすいレセプト
1. 経済上の利益の提供による誘引の禁止 2. 特定の保険薬局への患者誘導の禁止 3. 診療録の記載及び整備，帳簿類の保存 4. 特殊療法等の禁止 5. 研究的診療の禁止 6. 健康診断の禁止 7. 濃厚(過剰)診療の禁止	1. 不適切な傷病名，詳記漏れ 2. 傷病名欄に左右の記載がない 3. 手術欄に左右の記載がない 4. 同日再診 5. 休日・時間外の手術 6. 初診時の薬剤大量処方 7. 傾向的な検査，治療

適用外である疾患に対しその診療を行い保険請求することは認められず，自由診療となる．

3. 健康診断の禁止

何も症状がなく困っていないが心配だから目を診てほしいといわれ受診され，診察の結果，何も異常がなかった場合は健康診断扱いとなり，保険請求はできない．

「40歳以上の5%が緑内障である」というエビデンスを理由に，眼底検査と眼圧検査の結果にかかわらず40歳以上の患者全員に「緑内障疑い」の病名を付けて眼底三次元画像解析を行うことはできない．

4. 濃厚(過剰)診療の禁止

経過が安定している緑内障患者を毎日受診させ，毎日視力，眼圧，眼底検査を行ったり，点眼薬で十分コントロールできている緑内障眼を手術したり，濁っていない水晶体に対し屈折矯正目的で水晶体再建術を行ったりしてはならない．

返　戻

審査支払機関は，医療機関が健康保険法，療養担当規則，診療報酬点数表等の保険診療のルールに従っているかどうかをみている．具体的には，レセプトの平均点数，診療傾向，これまでの審査の実績を考慮して，優先的に審査する医療機関を選別している．査定や返戻があるにもかかわらず漫然と同じような請求を繰り返せば，審査支払機関から地方厚生局に情報提供がなされ個別指導の対象となりうるため，注意が必要である．

1. 返戻される理由

返戻の対象となりやすいレセプトを表2に示す．病名がなかったりコメントが必要であったりしていることが返戻の主な原因である．多くの場合，病名と診療内容の不一致が原因である．返戻

されたレセプトを再提出する際のポイントは，理由を詳記することより正しい病名を付けることが大切である．例えば「診療内容と病名の不一致」との返戻ならば，多くの場合，病名の記載漏れが原因である．診療内容に対する病名が記載されているかを確認し，原則としてコメントではなく病名を追加する．

傾向診療に対する教育的返戻もある．傾向診療と指摘を受けた場合は，同じ病名(同種の病名を含む)が他の医療機関に比して多かったり，同じセット検査，同じ疑い病名を付けて同じ検査を多く算定したりしていることを示している．今のシステムでは，どのような病名が何%に付いているか，どの検査が何%に施行されているか，簡単に調べることができる．不適切な算定を削除後提出し，今後同様の請求はしないように気を付けてほしい．

> Q1. 今までは認められていた(返戻・査定がなかった)検査等が，急に査定されるようになりました．何故でしょうか？

A. 返戻・査定が今までなかったことはそれまで認められていたという意味ではない．単にチェックに引っ掛からなかっただけであろう．審査担当者が交代すると，視点が変わり，見落とされていた間違いがみつかることがある．最近はコンピュータチェック機能の進歩で複雑なチェックが可能となったので，さらに同様の事例は増えると予想される．

2. 縦覧点検

縦覧点検とは，同一保険医療機関に係る同一患者において，当月分のレセプトと直近6か月分の複数月のレセプトの組み合わせを対象とし，診療行為(複数月または一連の診療につき1回を限度と

して算定できる診療行為等）の回数等の点検を行うことである．また，同一診療年月，同一保険医療機関及び同一患者の入院レセプトと入院外レセプトの組合せを対象とし，月1回の算定である検体検査判断料等の点検を行う．

3．突合点検

突合点検とは，電算レセプトで請求された同一患者に係る同一診療（調剤）月において，医科レセプトと調剤レセプトの組み合せを対象とし，医科レセプトに記載された傷病名と調剤レセプトに記載された医薬品の適応，投与量及び投与日数の点検を行うことである．保険医療機関が発行した処方箋の内容が不適切であったことによるものか，処方箋の内容と異なる調剤を保険薬局が行ったことによるものかを確認したうえで，原則，請求翌々月に支払額を保険医療機関または保険薬局から調整する．

査　定

1．査定された時の対応

何故査定されたか審査委員の意図を理解して次回のレセプトへの糧とするか，納得できない場合は詳記して再審査請求する．病名漏れによる査定に対する再審査請求は原則認められない．次回から正しい病名を付けるよう心がける．病名に対する一般的な治療と明らかに異なる治療をした場合は，再審査請求しても認められることは難しい．病名だけでは説明しきれなかった内容を詳記し，再審査請求する．ただし，詳記は病名と異なり次月のレセプトには残らないことに留意する．比較的短期間に再手術をする場合，月が替わっても縦覧で疑義が生じるため，あらかじめ一次請求の際に詳記を付けるように努める．

2．実日数と算定日に注意

例えば，実日数2日で細隙灯顕微鏡検査の回数を2回算定していると表面上は問題ないが，誤って1日に2回算定している場合，現在の電算レセプトは検査の算定日が記載されているため，コンピュータチェックが入り査定される．

3．返還請求

審査支払機関の審査により医療費に減額があった場合に，その一部負担金等の減額の大きいケースでは，過払いが生じたことについての正確な情報を健康保険組合が医療費通知にその額を付記するようにとの厚生労働省保険局からの指導がある．減額査定に係る窓口負担額が1万円以上のものは被保険者への通知を行っているので，医療費の返還をしなければならない．またそれ以下であっても，明らかに医療機関側に誤請求があり患者による返還の求めがあった場合は返還すべきである．

4．査定や返戻を受けないようにするための病名，コメントの付け方

1）使用薬剤の「効能又は効果」にある病名を付ける

例えば，抗アレルギー点眼薬の適応病名は「巨大乳頭結膜炎」ではなく「アレルギー性結膜炎」であり，アシクロビル眼軟膏の適応病名は「単純ヘルペスウイルスに起因する角膜炎」なので「角膜帯状疱疹」ではなく「ヘルペス角膜炎」である．

2）疑い病名は少なくする

疑い病名が多いと，レセプト病名（査定を防ぐ目的で付けられた医学的な診断根拠がない傷病名）と解される．疑い病名を付けなくても認められる検査も多いので，必要以上に疑い病名は付けない．疑い病名を付ければ，どのような検査をしても良いという誤解を持たないでいただきたい．

3）コメントは簡潔に

病名の見直しが最も望ましいが，病名と請求内容が一致しないためコメントを付けることにより請求が認められるものがある場合は必ずコメントを付ける．長いコメントやコメントが付いたレセプトが多いと疑われる原因となるので，コメントは簡潔明瞭かつ必要最低限にする．略語を避け要点のみを記載する．手書きの場合は読みやすい文字にするように．

4）画一的な診療を避ける

同じ病名（同種の病名を含む）が他の医療機関に

比べて多かったり，同じセット検査，同じ疑い病名を付けて同じ検査を多く算定したりすると，レセプト病名とみなされて査定されることがある．この場合は再審査請求による復活は難しい．保険診療は，患者1人1人の症状に応じて必要最小限の検査，治療を行うべきであり，画一的な検査や治療を避けなければならない．

再審査請求

査定された場合，原則，病名やコメントを追加することはできないが，納得のいかない査定に対して保険医療機関は異議申立てを行うことができる．この異議申立てを再審査請求と呼ぶ．手続が煩雑であるとか，審査支払機関から目を付けられないか不安であるといった理由から再審査請求を敬遠すると，その事例（査定）を認めたことになり，同様の事例は今後認められなくなる．再審査請求は正当な権利行使であるので，審査支払機関の査定が不合理であると考えられる場合には，誤った査定であることの根拠を示し積極的に再審査請求をすべきである．

個別指導

1．支払基金からの呼び出し

いわゆる指導や監査は厚生局が主に行うが，支払基金も厚生労働大臣の承認を得て出頭及び説明，報告，診療録その他の帳簿書類の提出を求めることができる．医療機関がこの呼び出しや資料提出を拒否した場合は，支払基金が診療報酬請求の支払を一時差し止めることもできるという罰則規定もある．

2．指導と監査の違い

指導は，すべての保険医療機関に対して「保険診療の取扱い，診療報酬の請求等に関する事項について周知徹底させること」を目的として実施される．それに対し監査は，「保険医療機関等の診療内容または診療報酬の請求について，不正または著しい不当が疑われる場合等において，的確に事実関係を把握し，公正かつ適切な措置を採るこ

と」を目的として実施される点で両者は決定的に異なる．指導は教育的な目的で行われるのに対し，監査は不正または著しい不当に対する制裁として実施される．また指導では原則として1年間分の自主返還（後述）が求められる一方，監査では過去5年間分の自主返還が求められる．

3．指　導

指導は集団指導，集団的個別指導，個別指導の3種に分類され，個別指導には，新規指定の保険医療機関を対象とした新規個別指導と既指定の保険医療機関を対象とした（狭義の）個別指導がある．

1）集団指導

指導対象となる保険医療機関等または保険医等を一定の場所に集めて，保険診療の取扱い，診療報酬請求事務，診療報酬の改定内容，過去の指導事例等について説明を行う．新規指定の保険医療機関に対して実施されるもの，診療報酬改定時に説明会として実施されるもの等がある．集団指導へ出席をしなくても問題はない．

2）集団的個別指導

レセプト1件あたりの平均点数が高い保険医療機関を対象として実施される．都道府県ごとの平均点数は，地方厚生局等のホームページで公表されているので，自施設の平均点数と比較することを推奨する．

内容は2時間ほどの集団に対する講習形式の指導のみが実施されるのが通常である．診療録の持参義務はなく，自主返還（後述）を求められることもない．ただし集団的個別指導を正当な理由なく拒否した場合には，個別指導の対象と判断される．なお，集団的個別指導を受けた翌年度は経過観察とされ，翌年度においても高点数であった場合には個別指導の対象とされることがある．

3）新規個別指導

開業後概ね6か月を経過した保険医療機関を対象として実施される面接懇談方式の教育的な個別指導で，指導の時間は1時間程度である．指導日の1か月前に通知があり，さらに指導日の1週間前に指導の対象となる患者名が通知され，診療所

表 3. 個別指導の選定基準

1. 支払基金等，保険者，被保険者等から診療内容又は診療報酬の請求に関する情報の提供があり，個別指導が必要と認められた保険医療機関
2. 個別指導の結果，改善が認められない保険医療機関
3. 監査の結果，戒告又は注意を受けた保険医療機関
4. 検察又は警察からの情報により，指導の必要性が生じた保険医療機関
5. 他の保険医療機関の個別指導又は監査に関連して，指導の必要性が生じた保険医療機関
6. 会計検査院の実施検査の結果，指導の必要性が生じた保険医療機関
7. 集団的個別指導を受け，翌年の実績においても，なお高点数に該当した保険医療機関
8. 正当な理由がなく集団的個別指導を拒否した保険医療機関

の場合は10名，病院の場合は20名が指定される．対象となる患者の診療録等の持参義務がある．指導医療官が，レセプトをもとに点数表上の算定要件を満たしているか，診療録に記載すべき事項が記載されているか等のほか，治療内容に関する事柄を確認する．これに対し，保険医療機関側が診療録を確認しながら回答していくという形で進められる．指導後は，診療録の記載，診療内容，診療報酬請求等について口頭で講評がなされ，後日，同内容について文書で送付される．評価としては，「概ね妥当」「経過観察」「再指導」「要監査」の4つがある．「概ね妥当」の場合には個別指導は終了，「経過観察」の場合には指導を受けた点が改善されているかどうかについて，約6か月〜1年後に改善報告書の提出が求められる．改善されていると判断された場合には個別指導は終了となり，改善されていないと判断された場合には，再度，個別指導の対象とされる．「再指導」の場合には，1年以内に再度の個別指導が実施され，「要監査」の場合には，監査手続に進むことになる．個別指導の途中でも，診療内容または診療報酬請求について明らかに不正または不当が疑われる場合には指導を中止し，監査を行うことができる．対象となったレセプトのうち適正でないと判断されたものは，自主返還（後述）の対象となる．

4）個別指導

地方厚生局及び都道府県が共同で行う都道府県個別指導，厚生労働省ならびに地方厚生局及び都道府県が共同で行う共同指導，臨床研修指定病院，大学附属病院，特定機能病院等に行う特定共同指導がある．

個別指導は第三者からの情報提供があった場合，レセプトが高点数の場合等に実施される．選定基準を表3に示す．第三者とは審査支払機関，保険者，患者のほか，従業員や元従業員からの情報提供による場合がある．解雇等の労働問題をめぐる従業員とのトラブルに気を付けるとともに日頃から適正な算定に努めてほしい．集団的個別指導の対象となった保険医療機関で翌年度も高点数である場合，個別指導に選定されやすくなる．

指導日の1か月前に通知があり，指導の対象となる患者名については概ね直近6か月間の連続した2か月分であり，指導日の1週間前に20名，指導日の前日に10名が指定される．高点数のレセプト，傷病名の多いレセプト，投薬数が多いレセプトや薬剤名がない投薬が多いレセプト，診療実日数が多いレセプト，疑い病名やレセプト病名と思われる傷病名が多いレセプト，投薬，検査，注射が単一なレセプトが抽出される．対象となるそれらの患者の診療録等の持参義務がある．

Q2. 個別指導に呼ばれましたが，その日は手術日で予定の変更は困難です．手術を中止してでも受けないといけないのでしょうか？

A. 集団的個別指導，新規個別指導，個別指導はいずれも正当な理由なく拒否することはできない．集団的個別指導，新規個別指導を正当な理由なく拒否した場合には，個別指導の対象となり，通常の個別指導を正当な理由なく拒否した場合には，監査の対象となる．

【正当な理由の具体例】
• 入院等，身体の状況に鑑み出席できない

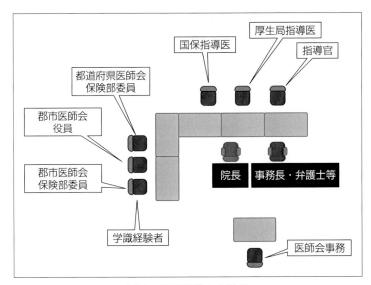

図 1. 個別指導の人員例

- 通知前に海外渡航しており，指導日までに帰国できない
- 親族の冠婚葬祭，天災等で出席できない
- 災害救助法の適用を受けた市町村で医療支援等に従事している

（手術等でも認められる可能性はあるので，事前に当局と相談するように）

地域によって多少異なるが，個別指導は図１のような人員によって面接懇談方式で行われる．指導医及び厚生局の指導官と面談し，医師会から役員が立ち会う．

①指導官は施設基準等の届出内容の確認，帳票類の確認，一部負担金の確認のための日計表，保険医療機関であることや，自費の一覧表等の掲示物の確認を行った後，カルテ記載内容の確認を行う．

②指導医はカルテを第三者が判読できるか，院長以外が記載した際の署名があるか，病名は正しく記載・転帰されているか，薬剤情報提供料・傷病手当金意見書交付料・斜視弱視視能訓練等の「診療録への記載」が算定要件となっているものが記載されているか，診療情報提供料の控え及び診療内容の確認を行う．指導の時間は２時間程度である．

③個別指導で過去に指摘された事項を表４に列挙したので参考にしてほしい．

④新規個別指導と同様，「概ね妥当」「経過観察」「再指導」「要監査」の４つの評価がある．個別指導を受けた保険医療機関等は，翌年度及び翌々年度は集団的個別指導の対象から除かれる．

5）自主返還

個別指導の結果，診療内容や診療報酬の請求に不当が認められる場合，指摘された事項と同様の診療報酬について，自主点検のうえ１年間さかのぼって受領済みの診療報酬を自主返還するよう保険医療機関に対し求められる．

4．再び指導を受けないために

1）情報提供の対象とならない

保険者及び審査支払機関がレセプトから疑いを持つことがある．患者が受け取った領収書と支払基金から送られてくる明細書の相違から疑うこともありうる．職員からの内部告発にも注意が必要である．

2）平均点数を下げる

平均点数とは総点数/レセプト枚数である．患者の利便性と相反するが，レセプトが高点数の保険医療機関では平均点数を下げる努力が必要である．

①外来手術ならば術後の通院（同月内の回数）を減らす．抗VEGF薬の硝子体内注射ではtreat and extend法が望ましい．

②院内処方では高薬価の点眼薬の処方を避ける．長期・大量処方を行わない．できれば院外処

表 4. 個別指導で過去に指摘された事項

A．事務的取扱いに係る事項
　1．診療録の様式，取扱い
　　　a）保険診療と自由診療が区別されていない
　　　b）電子媒体による保存に関する運用管理規定がない
　　　c）電子カルテについて個々のID，パスワードが設定されていない
　　　d）パスワードの更新期限を適切に設定していない（最長でも2か月以内）
　2．届出事項の変更届が速やかに提出されていない（保険医の異動，診療時間の変更等）
　3．院内掲示
　　　a）施設基準に関する届出事項を掲示していない
　　　b）厚生労働大臣が定める掲示事項を掲示していない
　　　　　（保険外負担に関する事項，特別な療養環境の提供に関する事項等）
　4．保険外負担，一部負担金
　　　a）不適切な保険外負担の例（処置費用に含まれるテープ，注射器の容器代等）
　　　b）一部負担金の取扱いが適切でない例（患者，従業員，家族等から未徴収）

B．診療録
　1．診療録が判読困難
　2．複数の保険医による診療にかかわらず，診療録に署名または記名・押印等がない
　3．傷病名欄は1行に1傷病名のみを記載すること
　4．診療録に鉛筆書き，欄外記載，不適切な空行処理，修正液及び修正テープによる訂正，塗りつぶしによる訂正

C．傷病名
　1．不適切な傷病名，急性・慢性・左右の区別がない
　　　a）中止・治癒等の転帰不十分，疑い病名・急性病名の長期間の放置
　　　b）傷病名を整理せず重複していた
　2．診療録と診療報酬明細書の不一致，レセプト病名
　3．事務担当者が傷病名を記載

D．基本診察料，指導料，管理料
　1．外来管理加算の算定条件（丁寧な問診と詳細な身体診察，症状の再確認，病状や療養上の注意点等を懇切丁寧に説明する）を満たしていない，患者からの聴取事項や診察所見の記載がない
　2．算定要件となっている指導内容あるいは指導計画等の診療録への記載がない
　　　薬剤情報提供料，退院時リハビリテーション指導料，斜視視能訓練，弱視視能訓練，難病外来指導管理料等
　3．基本診察料等
　　　a）電話再診
　　　　（ⅰ）検査結果を電話で伝えただけのものを算定
　　　　（ⅱ）電話において治療上の意見を求められていないものを算定
　　　　（ⅲ）再診と同一日の一連の行為で電話再診料を算定
　　　b）時間外加算
　　　　（ⅰ）診療録等で診療時間が確認できない
　　　　（ⅱ）算定理由となる指導内容等の診療録等への記載不備
　4．診療情報提供料（Ⅰ）
　　　a）交付した文書の写しを診療録に添付していない
　　　b）紹介先の医療機関を特定せず患者に交付
　　　c）単なる紹介元機関への返事，自院の治療にあたり他院へ意見を求める文書
　　　d）特別な関係にある機関に診療情報提供書を提供

E．検　査
　1．一律のセット検査，不必要に多項目の検査
　2．算定要件を満たしていない検査
　3．必要性の乏しい検査，健康診断的な検査
　　　a）回数の過剰，画一的な検査
　　　b）検査結果の考察がない，検査の必要性が診療録から読み取れない

F．手術，処置
　1．点数表にない手術
　2．特殊な手術の勝手な準用（振替請求）
　3．左右の明記漏れ
　4．手術前の説明および手術内容の記録が不十分

G．投薬，注射
　1．厚生労働大臣の定める医薬品以外を使用
　2．医学的に予見することができない薬剤投与期間
　3．診察せずに投薬，注射，処方箋を交付
　4．長期漫然投与，類似薬効剤の重複投与
　5．経口投与が可能であるにもかかわらず，注射による投与を実施

方に変更する.

③1日に行う検査, 同月内の通院回数を減らす.

④半年～1年おきにまとめて多くの検査をしない. できるだけ毎月診察する.

不正請求, 不当請求

最後に, どのような行為が不正請求または不当請求とみなされるかを説明したい. これらは詐欺や不法行為に当たるものである. 故意でなくとも保険医登録・保険医療機関指定取消処分の対象となりうるので, 間違っても行わないでいただきたい.

1. 架空請求

その月に受診していない患者の保険証番号を使って前の月と同じ内容の診察を請求する. 実際には診療していないのに診療をしたかのようにして請求すること.

2. 付増請求

1か月に2回しか診察していないのに再診料を4回請求する. 診療行為の回数や日数, 数量, 内容等を実際よりも多く請求すること.

3. 振替請求

実際に行った診療よりも点数の高い別の診療を行ったことにして請求する. 実際に行った診療内容を他の診療内容に振り替えて請求すること.

4. 二重請求

自費診療を行って患者から費用を受領しているにもかかわらず, 保険でも診療報酬を請求すること.

5. 不当請求

治療計画に基づいた療養上の指導を行わずに難病外来指導管理料を算定する. 算定要件を満たさない等, 診療報酬請求の妥当性を欠くもの.

文 献

1) 厚生労働省：保険診療の理解のために【医科】（令和4年度）.
https://www.mhlw.go.jp/content/000962383.pdf
Summary 保険診療の基本的ルール, 療養担当規則から指導・監査まで記載されている.
2) 全国保険医団体連合会：保険医のための審査, 指導, 監査対策【第4版】.
Summary 審査, 指導, 監査制度の仕組みと日常の留意点をまとめた実務書.
3) 永淵 智, 堀 裕岳：医療機関の個別指導・監査がわかる本. 日本評論社, 2020.
Summary 保険診療の基本, 指導と監査, 療養担当規則に基づく保険診療について記載されている.

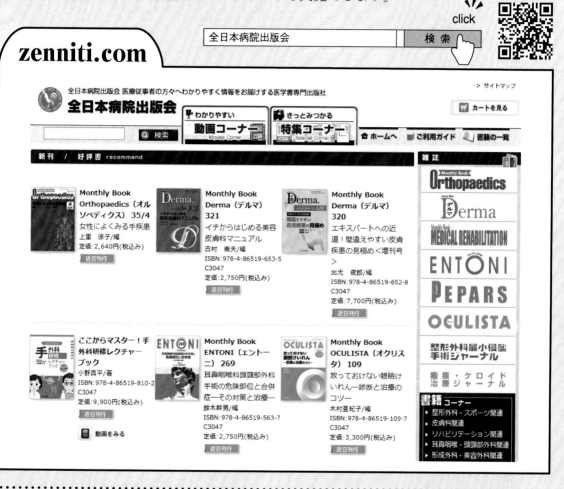
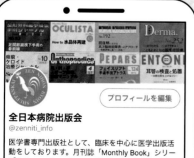
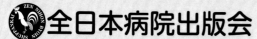

FAXによる注文・住所変更届け

　毎度ご購読いただきましてありがとうございます.
　読者の皆様方に小社の本をより確実にお届けさせていただくために，FAXでのご注文・住所変更届けを受けつけております．この機会に是非ご利用ください．

◎ご利用方法

　FAX専用注文書・住所変更届けは，そのまま切り離してFAX用紙としてご利用ください．また，注文の場合手続き終了後，ご購入商品と郵便振替用紙を同封してお送りいたします．**代金が5,000円をこえる場合**，代金引換便とさせて頂きます．その他，申し込み・変更届けの方法は電話，郵便はがきも同様です．

◎代金引換について

　本の代金が5,000円をこえる場合，代金引換とさせて頂きます．配達員が商品をお届けした際に，現金またはクレジットカード・デビットカードにて代金を配達員にお支払い下さい(本の代金＋消費税＋送料)．(※年間定期購読と同時に5,000円をこえるご注文を頂いた場合は代金引換とはなりません．郵便振替用紙を同封して発送いたします．代金後払いという形になります．送料は定期購読を含むご注文の場合は頂きません)

◎年間定期購読のお申し込みについて

　年間定期購読は，1年分を前金で頂いておりますため，代金引換とはなりません．郵便振替用紙を本と同封または別送いたします．送料無料，また何月号からでもお申込み頂けます．
　毎年末，次年度定期購読のご案内をお送りいたしますので，定期購読更新のお手間が非常に少なく済みます．

◎住所変更届けについて

　年間購読をお申し込みされております方は，その期間中お届け先が変更します際，必ずご連絡下さいますようよろしくお願い致します．

◎取消，変更について

　取消，変更につきましては，お早めにFAX，お電話でお知らせ下さい．
　返品は，原則として受けつけておりませんが，返品の場合の郵送料はお客様負担とさせていただきます．その際は必ず小社へご連絡ください．

◎ご送本について

　ご送本につきましては，ご注文がありましてから約1週間前後とみていただきたいと思います．お急ぎの方は，ご注文の際にその旨をご記入ください．至急送らせていただきます．2～3日でお手元に届くように手配いたします．

◎個人情報の利用目的

　お客様から収集させていただいた個人情報，ご注文情報は本サービスを提供する目的(本の発送，ご注文内容の確認，問い合わせに対しての回答等)以外には利用することはございません．

　その他，ご不明な点は小社までご連絡ください．

株式会社　全日本病院出版会　〒113-0033 東京都文京区本郷3-16-4-7F
電話03(5689)5989　FAX03(5689)8030　郵便振替口座00160-9-58753

FAX 専用注文書

年　　月　　日

○印	MB　OCULISTA 5周年記念書籍	定価(税込)	冊数
	すぐに役立つ眼科日常診療のポイント—私はこうしている—	10,450 円	

(本書籍は定期購読には含まれておりません)

○印	MB　OCULISTA	定価(税込)	冊数
	2023 年定期購読(No. 118～129：計 12 冊)(予約)(送料弊社負担)	41,800 円	
	2022 年 __ 月～12 月定期購読(No. ___ ～117：計 __ 冊)(送料弊社負担)		
	2021 年バックナンバーセット(No. 94～105：計 12 冊)(送料弊社負担)	41,800 円	
	No. 114　知らないでは済まされない眼病理	3,300 円	
	No. 113　ステップアップ！黄斑疾患診療	3,300 円	
	No. 112　年代別・目的別 眼鏡・コンタクトレンズ処方—私はこうしている—	3,300 円	
	No. 111　基本から学ぶ！ぶどう膜炎診療のポイント	3,300 円	
	No. 110　どう診る？ 視野異常	3,300 円	
	No. 109　放っておけない眼瞼けいれん—診断と治療のコツ—	3,300 円	
	No. 108　「超」入門 眼瞼手術アトラス—術前診察から術後管理まで— 増大号	5,500 円	
	No. 107　眼科医のための薬理学のイロハ	3,300 円	
	No. 106　角結膜疾患における小手術—基本手技と達人のコツ—	3,300 円	
	No. 96　眼科診療ガイドラインの活用法 増大号	5,500 円	
	No. 84　眼科鑑別診断の勘どころ 増大号	5,500 円	
	その他号数 (号数と冊数をご記入ください)　No.		

○印	書籍・雑誌名	定価(税込)	冊数
	目もとの上手なエイジング	2,750 円	
	美容外科手術—合併症と対策—	22,000 円	
	ここからスタート！眼形成手術の基本手技	8,250 円	
	超アトラス 眼瞼手術—眼科・形成外科の考えるポイント—	10,780 円	
	PEPARS No. 171 眼瞼の手術アトラス—手術の流れが見える— 増大号	5,720 円	
	PEPARS No. 147 美容医療の安全管理とトラブルシューティング 増大号	5,720 円	

お名前　フリガナ _____ ㊞

診療科

ご送付先　〒　　－

□自宅　　□お勤め先

電話番号　　　　　　　　　　　　　□自宅　　□お勤め先

雑誌・書籍の申し込み合計
5,000 円以上のご注文
は代金引換発送になります

—お問い合わせ先—
㈱全日本病院出版会営業部
電話 03(5689)5989

FAX 03(5689)8030

年　　月　　日

住 所 変 更 届 け

お 名 前	フリガナ	
お客様番号		毎回お送りしています封筒のお名前の右上に印字されております8ケタの番号をご記入下さい。
新お届け先	〒　　　　都 道 　　　　　府 県	
新電話番号	（　　　　　）	
変更日付	年　　月　　日より	月号より
旧お届け先	〒	

※ 年間購読を注文されております雑誌・書籍名に✓を付けて下さい。

☐ Monthly Book Orthopaedics （月刊誌）

☐ Monthly Book Derma. （月刊誌）

☐ 整形外科最小侵襲手術ジャーナル （季刊誌）

☐ Monthly Book Medical Rehabilitation （月刊誌）

☐ Monthly Book ENTONI （月刊誌）

☐ PEPARS （月刊誌）

☐ Monthly Book OCULISTA （月刊誌）

Monthly Book OCULISTA バックナンバー一覧

2022.9. 現在

通常号 3,300 円(本体 3,000 円＋税)　　　増大号 5,500 円(本体 5,000 円＋税)

各目次等の詳しい内容はホームページ(www.zenniti.com)をご覧ください.

眼科アレルギー疾患アップデート

編集企画／順天堂大学医学部附属浦安病院教授
海老原伸行

編集主幹：村上　晶　順天堂大学教授
　　　　　　高橋　浩　日本医科大学教授
　　　　　　堀　裕一　東邦大学教授

No. 115　編集企画：
柿田哲彦　柿田眼科院長

Monthly Book OCULISTA　No. 115

2022 年 10 月 15 日発行（毎月 15 日発行）
定価は表紙に表示してあります.
Printed in Japan

発行者　　末　定　広　光
発行所　　株式会社　全日本病院出版会
〒 113-0033 東京都文京区本郷 3 丁目 16 番 4 号 7 階
　　　　電話 （03）5689-5989　Fax （03）5689-8030
　　　　郵便振替口座 00160-9-58753
印刷・製本　三報社印刷株式会社　　電話 （03）3637-0005
広告取扱店　㈱メディカルブレーン　電話 （03）3814-5980

© ZEN・NIHONBYOIN・SHUPPANKAI, 2022